E-Book inside

Mit dem Kauf dieses Buchs erhalten Sie das zugehörige E-Book gratis. Sie können dabei aus zwei Dateiformaten wählen: EPUB (gängiges Format für E-Reader und Tablets) und PDF (für PC und Laptop). So kommen Sie an Ihr kostenloses E-Book:

Rufen Sie im Internet diese Website auf:
↗ http://www.junfermann.de/ebook-inside

Geben Sie den unten stehenden Code in das dafür vorgesehene Feld ein und klicken Sie → Code einlösen. Nach Eingabe Ihrer E-Mail-Adresse und Auswahl des E-Book-Formats erhalten Sie sofort einen Download-Link für das gewünschte E-Book an Ihre E-Mail-Adresse.

Bitte beachten Sie, dass der Code für Sie personalisiert wird und nur einmal gültig ist. Die Datei müssen Sie zunächst auf Ihrem Computer speichern, bevor Sie sie auf ein mobiles Endgerät überspielen können.

QMMBVMYW

Melanie Liese-Evers & Meike Heier

Tiergestützte Interventionen mit Kindern und Jugendlichen

Ein Praxisbuch

www.junfermann.de

planetpsy.de

blogweise.junfermann.de

www.facebook.com/junfermann

www.youtube.com/user/junfermann

www.instagram.com/junfermannverlag

MELANIE LIESE-EVERS & MEIKE HEIER

TIERGESTÜTZTE INTERVENTIONEN MIT KINDERN UND JUGENDLICHEN

EIN PRAXISBUCH

Junfermann Verlag
Paderborn
2021

Copyright	© Junfermann Verlag, Paderborn 2021
Coverfoto	© TashaNatasha – shutterstock.com
Lektorat	Cordula Jänke
Covergestaltung / Reihenentwurf	JUNFERMANN Druck & Service GmbH & Co. KG, Paderborn
Satz & Layout	JUNFERMANN Druck & Service GmbH & Co. KG, Paderborn

Junfermann Verlag GmbH, Driburger Straße 24d,
D-33100 Paderborn, Tel.: +49 5251 1344-0,
E-Mail: infoteam@junfermann.de

Bibliografische Information der Deutschen Nationalbibliothek

Die Deutsche Nationalbibliothek verzeichnet diese Publikation in der Deutschen Nationalbibliografie; detaillierte bibliografische Daten sind im Internet über http://dnb.d-nb.de abrufbar.

ISBN 978-3-7495-0187-8
Dieses Buch erscheint parallel als E-Book.
ISBN 978-3-7495-0226-4 (EPUB), 978-3-7495-0228-8 (PDF)

PEFC
Förderung nachhaltiger Waldbewirtschaftung
PEFC/04-31-0810 www.pefc.co.uk

Inhalt

Einleitung: Tiere im sozialen Einsatz – Möglichkeiten und Grenzen

In diesem Buch betrachten wir ausschließlich tiergestützte Einsatzmöglichkeiten in sozialen und pädagogischen Einrichtungen wie Schulen, Kindertagesstätten und Jugendhilfe-Institutionen. Es soll als Leitfaden dienen für Erzieherinnen und Lehrer, pädagogische Fachkräfte, Therapeuten und Sozialarbeiterinnen, die mit Kindern und Jugendlichen im Alter zwischen drei und siebzehn Jahren arbeiten.

Nicht nur über die Medien und besonders die sozialen Netzwerke begegnen einem immer wieder Berichte über Tiere, die in schwierigen Situationen Hilfe bringen, die ein Mensch allein nicht geben kann. Blinden-, Rettungs- und Suchspürhunde waren die Ersten, die uns aufzeigten, dass Tiere Fähigkeiten haben, die unsere bei Weitem übertreffen und unsere Arbeit perfekt ergänzen (können).

Tiere als Kollegen, als Helfer in der Not, sind demnach schon seit Jahrzehnten fester Bestandteil einzelner Berufsgruppen. Neu innerhalb der letzten Jahre ist der vermehrte Einsatz von Tieren im sozialen und pädagogischen Bereich.

Können auch hier Tiere weiterhelfen, wenn ein Mensch oder ein Team es allein nicht mehr schafft?

Waren es zu Anfang hauptsächlich Hunde und Pferde, die den Begriff der tiergestützten Therapie der breiteren Bevölkerung in Deutschland bekannt machten, sind die eingesetzten Tierarten mit der Zeit immer vielfältiger geworden. Katzen, Schafe, Hühner, Minischweine, Kleintiere und auch exotischere Arten wie Lamas, Alpakas und bestimmte Reptilien trifft man mittlerweile zunehmend in öffentlichen sozialen Einrichtungen als sogenannte „Co-Therapeuten" an.

Schulhunde, die Kindern durch ihre Gegenwart beim Lesenlernen helfen und jeden Klassenrowdy zur Ruhe bringen, Meerschweinchen und Kaninchen, die das verloren geglaubte Fürsorgeverhalten wieder aktivieren, Schafe, die straffällig gewordene Jugendliche auf den rechten Weg bringen: Die eingesetzten Tierarten sind ebenso vielfältig wie ihre Aufgabenbereiche.

Allzu gut liest sich manch ein Artikel, in dem die Tiere wahre Wunder am Menschen vollbringen. Zu gerne werben soziale Einrichtungen in ihren Marketingkonzepten mit den tierischen Mitarbeitern, da die entsprechenden Berichte in der Öffentlichkeit auf große positive Resonanz stoßen. Negative Aspekte, so scheint es, gibt es kaum.

Doch wie sehen die Chancen und Möglichkeiten von Tieren im sozialen Einsatz in der Realität aus? Wir möchten in diesem Buch die Fähigkeiten unserer tierischen Mitarbeiter in den Vordergrund stellen, aber auch die „rosarote Brille" abnehmen, die sich durch den medialen Hype in diesem Bereich ergeben hat. Wir werfen einen Blick auf die Grenzen und Schwierigkeiten dieses Arbeitsfeldes, um unliebsamen Überraschungen und Enttäuschungen vorzubeugen.

Neben den Bedürfnissen der Menschen müssen auch die der Tiere zwingend bedacht werden. Rechtliche Aspekte und Sicherheitsregeln sollten ebenso berücksichtigt werden, um eine qualitativ hochwertige Arbeit bieten zu können.

Die zu Beginn gestellte Frage, ob und inwieweit Tiere im sozialen und pädagogischen Bereich weiterhelfen können, wo ein Mensch es allein nicht mehr schafft, kann niemals erschöpfend beantwortet werden. So individuell wie jeder Mensch ist, so einzigartig ist auch jedes Tier in seinem Charakter. Die Herausforderung in der tiergestützten Arbeit liegt demnach für die Ausführenden darin, das passende Tier für den geplanten Einsatz auszuwählen, eine klare Zieldefinition zu haben und das Kind oder den Jugendlichen in seinen Bedürfnissen genau zu kennen und einzuschätzen.

Beurteilen wir die Möglichkeiten der tiergestützten Arbeit mit Kindern und Jugendlichen im pädagogischen und sozialen Arbeitsbereich, müssen verschiedene Forschungsbereiche der Entwicklungs- und Verhaltensbiologie berücksichtigt werden.

Wissenschaftlich fundierte Grundlagen helfen dabei, die Praxisarbeit zu gestalten sowie die Wirksamkeit der tiergestützten Arbeit seriös und glaubhaft in unserem Arbeitsumfeld erklären zu können.

Deshalb widmen wir uns anfangs erst der fachlichen Begriffsbestimmung und einigen Forschungsgrundlagen. Dadurch möchten wir mehr Klarheit in die unterschiedlichen Begrifflichkeiten und Definitionen bringen und verständlich machen, dass auch in diesem Bereich eine fundierte Wissensgrundlage das A und O für eine gelungene Arbeit ist. Im weiteren Verlauf soll es ganz praktisch um den beispielhaften Einsatz verschiedener Tierarten gehen – mit Ideen und Vorschlägen aus den unterschiedlichsten Entwicklungsbereichen.

Die Lektüre dieses Buches soll nicht nur dabei helfen, die Möglichkeiten und Grenzen des tiergestützten Arbeitsbereiches im pädagogischen und sozialen Bereich zu erkennen, sondern es auch ermöglichen, eine realistische Einschätzung der eigenen Mittel treffen zu können. Praktische Ideen und Tipps geben Impulse, um die eigene Arbeit kreativ zu erweitern und zu gestalten.

Teil I

Grundlagen und Vorbereitung tiergestützter Interventionen

1. Theoretische Grundlagen der tiergestützten Arbeit

Wer plant, in seiner Einrichtung Tiere in der pädagogischen Arbeit einzusetzen, wird sehr wahrscheinlich erst einmal Überzeugungsarbeit leisten müssen. Nicht nur Vorgesetzte, sondern auch Teamkolleginnen und Sorgeberechtigte müssen ihr Einverständnis geben. Hilfreich ist es also, sich auf wissenschaftliche Erkenntnisse und theoretische Grundlagen beziehen und fachlich argumentieren zu können. Im Folgenden werden daher einige grundlegende Theorien zur tiergestützten Arbeit benannt.

1.1 Die Biophilie-Hypothese

Menschen und Tiere gehören seit jeher zueinander. Die Biophilie-Hypothese von Edward O. Wilson geht genau von dieser Annahme aus. Sie besagt nämlich, dass der Mensch, bedingt durch die gemeinsame Entwicklungsgeschichte, ein angeborenes Interesse an Tieren hat. Stets musste er sich mit ihnen auseinandersetzen und war auf sie angewiesen. Biophilie – aus altgriechisch *bios* „Leben“ und *philia* „Liebe“ – bedeutet laut Wilson die „vererbte emotionale Affinität des Menschen zu anderen lebenden Organismen“ (1984, in Vernooij & Schneider, 2010, S. 4). Oder, wie Olbrich und Otterstedt schreiben, „die dem Menschen inhärente Affinität zur Vielfalt von Lebewesen in ihrer Umgebung ebenso wie zu ökologischen Settings, welche die Entwicklung von Leben ermöglichen“ (2003, S. 69). Das heißt, es besteht evolutionsbedingt eine Verbindung zwischen dem Menschen und seiner Umwelt.

Die Beziehung zum Tier und zur Natur ist somit heute nicht als Luxus anzusehen, sondern bedeutet eher eine Notwendigkeit für eine persönliche, geistige und emotional gesunde Entwicklung, und zwar von Kindheit an. Durch die zunehmende Technisierung unserer Umwelt erleiden wir jedoch einen Natur- und Beziehungsverlust, da uns in der relativ gesehen kurzen Zeit der zivilisatorischen Entwicklung keine optimale Anpassung an diese neue Umwelt gelungen ist: Kinder verbringen immer mehr Zeit mit elektronischen Medien anstatt in der freien Natur und im Umgang mit Lebewesen. Diese zunehmende Entfremdung von der Natur wird auch mit dem Begriff des Natur-Defizit-Syndroms bezeichnet. Es zeigt sich eine Zunahme von psychischen und emotionalen Störungen bzw. Bindungsstörungen im Kindes- und Erwachsenenalter sowie eine erhöhte Stressbelastung (vor allem im sozialen Bereich).

Da unsere Erlebens- und Verhaltensmöglichkeiten aber auf natürliche Umgebungen abgestimmt sind, benötigen wir weiterhin die Natur für gesunde soziale Beziehungen.

Die Begegnung mit Tieren bringt eine sichtbar positive und oftmals sogar heilsame Wirkung mit sich (Vernooij & Schneider, 2010). Die Tiere „vervollständigen oder ergänzen" eine Lebenssituation und dienen als „soziale Katalysatoren, das heißt, sie erleichtern oder ermöglichen den sozialen Austausch mit Menschen und anderen Lebewesen" (Olbrich & Otterstedt, 2003, S. 76). Immer wieder wird in vielen wissenschaftlichen Studien die positive, sogar heilende Wirkung der Mensch-Tier-Beziehung erforscht und belegt, wobei ein heilender Prozess in diesem Zusammenhang im Rahmen einer ganzheitlichen Entwicklung gemeint ist. Die durch die Begegnung mit dem Tier herbeigeführten Effekte beeinflussen unsere körperlichen, seelischen, geistigen und sozialen Kräfte. Die Begegnung mit Tieren hat eine Beziehungsqualität, welche sich auf unsere Lebensqualität auswirkt.

1.2 Das Konzept der Du-Evidenz

An diese Sichtweise schließt sich das Konzept der Du-Evidenz an: „Mit Du-Evidenz bezeichnet man die Tatsache, dass zwischen Menschen und höheren Tieren Beziehungen möglich sind, die denen entsprechen, die Menschen unter sich bzw. Tiere unter sich kennen", so Greiffenhagen und Buck-Werner (2011, S. 22). Meistens geht diese Beziehung vom Menschen aus, aber auch umgekehrte Fälle kommen vor. Deutlich wird diese Beziehung unter anderem dadurch, dass Menschen ihren Tieren einen Namen geben und ihnen oft menschliche Charaktereigenschaften zuschreiben. Bei dieser Form der Beziehung zwischen Tier und Mensch ist nicht entscheidend, dass es sich um objektive emotionale Zuwendung oder Wahrnehmung handelt, wichtig ist nur die *subjektiv empfundene Partnerschaft und Verbundenheit.*

Die Breite der durch die Du-Evidenz nahegelegten Zuwendung reicht vom Betrachten und Füttern der Aquarienfische bis zu einer Partnerschaft, welche kaum noch Unterschiede zu zwischenmenschlichen Beziehungen erkennen lässt. Das gilt besonders für die Kind-Tier-Beziehung (Greiffenhagen & Buck-Werner, 2011).

In der Arbeit mit jungen Menschen sollte sich diese Ressource zunutze gemacht werden. Kinder und Jugendliche gehen meist unvoreingenommen auf Tiere zu und fühlen sich von diesen angezogen. Die Tiere wirken auch hier als soziale Katalysatoren, da sie den Kontakt mit anderen Menschen erleichtern. Kommunikation und Interaktion stellen in der sozialen Arbeit die Basis für eine gelungene Beziehungsarbeit dar; genau hier kann Tiergestützte Pädagogik effektiv wirken, um positive Effekte und Entwicklungen zu erzielen (vgl. auch Abschnitt 1.4, „Tiere als soziale Katalysatoren“).

1.3 Der Aschenputtel-Effekt

Der sogenannte „Aschenputtel-Effekt“ bezeichnet die Wertfreiheit der Tiere gegenüber dem Menschen. Tiere fragen nicht nach Schönheit, sozialem Status oder Gesundheitszustand und nehmen den Menschen an, „gleich, wie unattraktiv, ungepflegt, hilflos, langsam usw.“ er ist (Olbrich & Otterstedt, 2003, S. 67). Diese unvoreingenommene, bedingungslose Annahme des Tieres lässt also Aussehen und Defizite außer Acht und hat zur Folge, dass der Mensch sich von seinem tierischen Gegenüber angenommen fühlt.

Gerade für Kinder und Jugendliche, die in ihrer sozialen Umgebung isoliert sind, liegt die Bedeutung des Aschenputtel-Effekts dabei auf der Hand: Diejenigen, die aus verschiedensten Gründen das Gefühl haben, „nicht gewollt“, „ungenügend“ oder „weggegeben worden“ zu sein, haben oft Schwierigkeiten, sich auf Beziehungen und Bindungen einzulassen. In der tiergestützten Arbeit machen diese jungen Menschen durch den Aschenputtel-Effekt im Umgang mit den Tieren die Erfahrung, dass sie ohne Vorurteile so angenommen werden, wie sie sind.

1.4 Tiere als soziale Katalysatoren

Wie oben schon angesprochen, gehen Kinder und Jugendliche meist unvoreingenommen auf Tiere zu und fühlen sich von diesen angezogen. Dabei wirken Tiere als soziale Katalysatoren, da sie den jungen Menschen den Kontakt mit anderen Menschen erleichtern können. Das Tier dient quasi als Medium, welches eine Dreiecksbeziehung zwischen Helfer, Tier und Klient ermöglicht. Es macht somit den Austausch mit anderen Menschen für die Betroffenen leichter. Durch seine „Eisbrecher“-Funktion erleichtert das jeweilige Tier die soziale Kontaktaufnahme, kann die Motivation zur Zusammenarbeit steigern und Stress im pädagogischen bzw. therapeutischen Setting mindern; Kommunikation und Interaktion entwickeln sich daraus. Dabei soll der Einsatz von Tieren das Verhalten der Klienten insgesamt positiv beeinflussen.

1.5 Bindung und Stress – Wirkungen von Oxytocin und Cortisol

In der tiergestützten Pädagogik sollte dem Bindungshormon Oxytocin sowie dem Stresshormon Cortisol besondere Aufmerksamkeit zukommen. Arbeitet man mit Kindern oder Jugendlichen, die Schwierigkeiten haben, sich auf Bindungen und Beziehungen einzulassen oder denen es schwerfällt, zur Ruhe zu kommen, ist es wichtig, sich mit den Wirkmechanismen der beiden Hormone zu beschäftigen.

Normalerweise entsteht im Verlauf des ersten Lebensjahres eine Bindung zu einer (oder mehreren) Bezugsperson(en), meistens der Mutter. Diese primäre Bezugsperson reagiert im Idealfall auf die kindlichen Bindungssignale mit angemessenem Pflegeverhalten und erfüllt so die körperlichen und emotionalen Bedürfnisse des Kindes. Das Kind lernt, dass die Bezugsperson verlässlich präsent ist und entwickelt Vertrauen darin, dass es von ihr Zuwendung und Schutz erhält.

Unter Bindungssignalen oder -verhalten versteht man grundsätzlich alle Verhaltensweisen des Kindes, die darauf abzielen, Nähe zur Pflegeperson herzustellen oder aufrechtzuerhalten, beispielsweise lächeln, glucksen, strampeln, schließlich auch weinen und schreien. Nach erfolgter Rückversicherung der Bindung durch das Kind wird das Bindungssystem deaktiviert, also beruhigt, was mit einem positiven Gefühl bei der Bezugsperson und dem Kind einhergeht: Das sogenannte Bindungshormon Oxytocin wird ausgeschüttet, während Stress durch den Abbau des Stresshormons Cortisol reduziert wird. John Bowlby, der Begründer der Bindungstheorie, war der Meinung, dass die Fähigkeit, Bindungen zu anderen Menschen aufzubauen, ein herausragendes Merkmal einer erfolgreich handelnden, psychisch gesunden Persönlichkeit ist, die unabhängig vom Lebensalter betrachtet werden sollte (Bowlby, 1995).

Machen Kinder jedoch wiederholt die Erfahrung, in ihren Grundbedürfnissen und Gefühlsäußerungen nicht gehört und angenommen, sondern zurückgewiesen zu werden, erhöht sich der Stresspegel und sie entwickeln auf Dauer ein unsicheres Bindungsverhalten.

Was bedeutet dies nun für die Beziehung des jungen Menschen zu einem Tier? Sind die Ergebnisse übertragbar? Eine direkte Übertragbarkeit des Bindungssystems ist sicherlich nicht sinnvoll, da im Gegensatz zur Mutter-Kind-Bindung die Beziehung zu einem Tier in den ersten Lebenstagen nicht überlebensnotwendig ist. Dennoch werden später Tiere von Kindern und Jugendlichen als Begleiter oder sogar Familienmitglieder wahrgenommen. Auch können Tiere ein bedeutender Beziehungspartner und ein sicherer Bezugspunkt sein. Sie spenden Trost und geben Sicherheit sowie Zuwendung. Ebenso spielt das Pflegeverhalten eine große Rolle in der Mensch-

Tier-Interaktion (füttern, sich kümmern, etc.). Es wurden bisher ähnlich positive physiologische Auswirkungen im Kontakt von Menschen mit Tieren wie bei der Deaktivierung des Bindungssystems (s. o.) gefunden: Im Körperkontakt zu einem Tier steigt der Oxytocinspiegel des Menschen (und auch des Tieres) signifikant an, während der Cortisolspiegel sinkt (Odendaal, 2000; Handlin et al., 2011, in Beetz, 2012).

Je enger die Beziehung, umso mehr Oxytocin wird in der Interaktion freigesetzt (Julius et al., 2014): Die Ausschüttung von Oxytocin ist abhängig von der Qualität der Beziehung zwischen zwei Menschen, ebenso wie zwischen Mensch und Tier. Somit ist es in der tiergestützten Arbeit umso wichtiger, für eine positive Atmosphäre und eine vertrauensvolle, enge Bindung zwischen Mensch und Tier zu sorgen.

In ihrer sogenannten D.A.CH.-Studie (D-Deutschland, A-Österreich, CH-Schweiz) konnten H. Julius und Kollegen (2011) diese Ergebnisse interessanterweise auch bei Kindern mit unsicherem Bindungsverhalten (sprich desorganisiert oder vermeidend gebunden) nachweisen: Bei sieben- bis elfjährigen Jungen nahm in Stresssituationen durch den Körperkontakt mit einem Hund der Cortisolspiegel signifikant ab. Die Kinder konnten das Tier somit zur Stressregulation durch Körperkontakt in einer sozialen Stresssituation nutzen, obwohl ihnen ansonsten der stressprotektive Effekt einer sicheren Bindung fehlt.

Im zwischenmenschlichen Kontakt haben Kinder mit Bindungsstörungen Schwierigkeiten, soziale Unterstützung durch andere Personen anzunehmen und diese zur Stressregulation einzusetzen. Die genannten Forschungsergebnisse zeigen jedoch, dass die Bindung zum Tier unabhängig von der bereits bestehenden zwischenmenschlichen Bindungsorganisation ist (vgl. Abschnitt 1.3. „Der Aschenputtel-Effekt“). Diese Ergebnisse deuten darauf hin, dass auch beim Vorliegen von Bindungsstörungen Tiergestützte Pädagogik indiziert sein kann und die Betroffenen trotz aller Beeinträchtigung positiv darauf ansprechen können.

1.6 Das Konzept der Spiegelneurone

Mitte der 1990er-Jahre wurden bei Affen spezielle Neurone, die sogenannten Spiegelneurone, entdeckt, die sowohl dann aktiv werden, wenn das Tier eine bestimmte Aktivität selbst ausübt, als auch dann, wenn es dieselbe Aktion bei einem anderen Affen nur beobachtet (Rizzolatti, 1996, in Vernooij & Schneider, 2010). Offensichtlich erfasst das Gehirn Entsprechungen zwischen bei anderen Individuen wahrgenommenen Aktionen und eigenen neuronalen Prozessen, die auf die gleichen Aktionen hinauslaufen. Auch beim Menschen (Rizzolatti, 2003, in Vernooij & Schneider, 2010) und bei Vögeln (Emery et al., 2007, in Vernooij & Schneider, 2010) konnten Spiegelneuronensysteme nachgewiesen werden; für andere Tierarten steht der Nachweis noch aus. Spiegelneurone unterliegen keiner kognitiven Steuerung, da sie automatisch und unwillkürlich reagieren.

Das Konzept der Spiegelneurone führt zur Entwicklung zahlreicher Überlegungen und Hypothesen. Die Neurone reagieren auf erkannte Emotionen des Gegenübers, verleiten also zu Empathie und machen diese verständlich. „Für die Beziehung zwischen Mensch und Tier könnte das Konzept der Spiegelneurone bei Übertragung so positive Effekte wie Beruhigung oder auch Verbesserung der Stimmung durch das Tier erklären" (Beetz, 2006, in Vernooij & Schneider, 2010, S. 13).

2. Von der Idee zur Praxis

2.1 Die richtige Wortwahl – Begriffserklärungen und Bezeichnungen in der tiergestützten Arbeit

Im Bereich tiergestützter Therapie besteht „Wildwuchs", was die Terminologie an sich sowie deren Bedeutung betrifft; „Therapie", „Pädagogik", „Intervention" und noch vieles mehr lässt sich als Angebot finden. Bei all diesen Begrifflichkeiten gibt es keine gesetzlich geschützten Bezeichnungen oder Vorgaben, wer mit welcher Profession welche Tätigkeiten anbieten kann/darf. Da sich „Therapie" möglicherweise besser verkauft als „Intervention", wird besonders diese Bezeichnung geradezu inflationär gebraucht.

Im Folgenden benennen wir die Definitionen, die von der International Association of Human-Animal Interaction Organizations (IAHAIO) 2014 bzw. 2018 im sogenannten „White Paper" als „Definitionen der IAHAIO für tiergestützte Interventionen und Richtlinien für das Wohlbefinden der beteiligten Tiere" herausgegeben wurden.

Tiergestützte Intervention (TGI)

Die IAHAIO fasst unter tiergestützte Intervention

- eine zielgerichtete, strukturierte Intervention,
- bei der Tiere bewusst in Gesundheitsfürsorge, Pädagogik und soziale Arbeit einbezogen und integriert werden
- mit dem Ziel, therapeutische Verbesserungen bei Klienten zu erreichen,
- die Teams von Mensch und Tier in formale Ansätze wie Tiergestützte Therapie (TGT) und Tiergestützte Pädagogik (TGP) einbezieht und
- die gegebenenfalls auch Tiergestützte Aktivitäten (TGA) sowie Tiergestütztes Coaching (TGC) mit einschließt.

Tiergestützte Therapie (TGT)

Die Tiergestützte Therapie bezeichnet eine zielgerichtete, geplante und strukturierte therapeutische Intervention,

- bei der Fortschritte im Rahmen der Intervention gemessen und professionell dokumentiert werden,

- durchgeführt oder angeleitet von Personen, die professionell im Gesundheitswesen (einschließlich Psychologie), der Pädagogik oder der sozialen Arbeit ausgebildet sind,
- angeleitet und/oder durchgeführt von beruflich qualifizierten Personen (durch Lizenz, Hochschulabschluss oder einem Äquivalent) im Rahmen ihrer Praxis innerhalb ihres Fachgebiets,
- mit dem Ziel der Verbesserung physischer, kognitiver, verhaltensbezogener und/oder sozio-emotionaler Funktionen bei individuellen Klienten,
- die entweder in Einzel- oder Gruppenarbeit erfolgt,
- durchgeführt von einer Fachkraft (oder der/die Betreuende der Tiere unter Supervision dieser Fachkraft) mit adäquaten Kenntnissen über das Verhalten, die Bedürfnisse, die Gesundheit und die Indikatoren sowie der Regulation von Stress der beteiligten Tiere.

Tiergestützte Pädagogik (TGP)

Tiergestützte Pädagogik (TGP) bezieht sich auf eine zielgerichtete, geplante und strukturierte Intervention,

- angeleitet und/oder durchgeführt von professionellen Pädagogen oder gleich qualifizierten Personen,
- durchgeführt von in allgemeiner Pädagogik oder Sonderpädagogik qualifizierten Lehrpersonen (durch einen einschlägigen Abschluss), entweder in Einzel- oder Gruppenarbeit (beispielsweise von einer Schulpädagogin begleitete Tierbesuche, die zu verantwortungsbewusster Tierhaltung erziehen sollen),
- bei welcher der Fokus der Aktivitäten auf akademischen Zielen, prosozialen Fertigkeiten und kognitiven Funktionen liegt,
- bei der Fortschritte der Schüler gemessen und dokumentiert werden,
- durchgeführt von einer Fachkraft, einschließlich der regulären Lehrkraft (oder des/der Betreuenden der Tiere unter Supervision dieser Fachkraft) mit adäquaten Kenntnissen über das Verhalten, die Bedürfnisse, die Gesundheit und die Indikatoren sowie der Regulation von Stress der beteiligten Tiere.

Von einem Sonder- oder Heilpädagogen durchgeführte TGP wird auch als therapeutische und zielgerichtete Intervention angesehen.

Tiergestützte Aktivitäten (TGA)

Unter Tiergestützte Aktivitäten (TGA) sind geplante und zielorientierte informelle Interaktionen oder Besuche gefasst,

- durchgeführt von Mensch-Tier-Teams,
- mit motivationalen, erzieherischen / bildenden oder entspannungs- und erholungsfördernden Zielsetzungen,
- mit wenigstens einem durchlaufenden einführenden Training, einer Vorbereitung und einer Beurteilung der Mensch-Tier-Teams, um im Rahmen von informellen Besuchen aktiv zu werden,
- durchgeführt von einer Person mit adäquaten Kenntnissen über das Verhalten, die Bedürfnisse, die Gesundheit und die Indikatoren sowie der Regulation von Stress der beteiligten Tiere.

Eine formale und direkte Zusammenarbeit von Mensch-Tier-Teams, die Tiergestützte Aktivitäten anbieten, mit einem professionell qualifizierten Anbieter von gesundheitsfördernden, pädagogischen oder sozialen Leistungen hinsichtlich spezifischer und dokumentierter Zielsetzungen ist möglich und kann im Rahmen einer TGT oder TGP, die von einer professionellen, einschlägig ausgebildeten Fachkraft in ihrem jeweiligen Fachgebiet durchgeführt wird, erfolgen.

Beispiele für TGA umfassen:

- tiergestützte Hilfe bei Krisen, mit dem Ziel Betroffenen nach einer Traumatisierung oder Katastrophe Trost und Unterstützung zu bieten,
- einfache Tierbesuchsdienste für Bewohner von Pflegeheimen.

2.2 Das A und O: Kommunikation – Aufklärungsarbeit und Konzepterstellung

Möchte man die Idee der tiergestützten Arbeit in seinem jeweiligen Arbeitsumfeld einbringen, so begegnet man unter Umständen Vorbehalten. Oft sind es zum Beispiel die Sorgen über ein zusätzliches Arbeitsaufkommen, Bedenken bezüglich der Hygiene, Sorge über mögliche Störungen der routinierten Arbeitsabläufe, aber auch Ängste, die mit der einen oder anderen Tierart verknüpft sind. Diese Vorbehalte können sowohl bei den Trägern der jeweiligen Einrichtungen vorhanden sein als auch bei Kollegen und / oder Sorgeberechtigten.

Daher ist eine aussagekräftige Darstellung des jeweiligen Konzeptes unerlässlich, um von der eigenen professionellen Arbeit zu überzeugen. Die Erarbeitung eines Konzeptes hilft einem selbst dabei, sich auf die eigenen Vorhaben zu fokussieren, sie zu strukturieren und mögliche auftretende Schwierigkeiten im Vorfeld zu berücksichtigen.

Möchte man Träger, Einrichtung, Mitarbeitende und Sorgeberechtige für die tiergestützte Arbeit begeistern, stellt sich zuerst einmal die Frage nach dem Warum: Welchen Mehrwert hat der Einsatz eines oder mehrerer Tiere beim Erreichen bestimmter Ziele?

Hierbei ist es hilfreich, auf den Inhalt des Konzepts der jeweiligen Einrichtung Bezug zu nehmen, da dessen Ausrichtung durch die tiergestützte Arbeit ja schließlich unterstützt und ergänzt werden soll. Handelt es sich beispielsweise um eine Einrichtung, in der es um Sprachförderung geht, eine, die sozial-emotionale Entwicklung fördert oder um eine, die breit gefächerte ambulante Hilfen zur Erziehung anbietet? In der weiteren Kommunikation kann und sollte somit deutlich gemacht werden, wie die tiergestützten Interventionen den bestehenden Arbeitsalltag bereichern und ergänzen.

Zu berücksichtigen sind sowohl die interne als auch die externe Kommunikation:

Interne Kommunikation

Mit der internen Kommunikation ist der Informationsfluss zwischen Träger, Einrichtung und Mitarbeitenden gemeint. Die interne Kommunikation sollte in jedem Fall immer vor der externen erfolgen!

Bevor die tiergestützte Arbeit beginnt, gilt es, Konzepte zu erstellen, möglicherweise auch Anträge zu stellen sowie alle rechtlichen Fragen zu klären. Dabei ist zu bedenken, dass nur die Person gute Entscheidungen treffen kann, die umfangreich informiert wurde.

Wie kann eine gelungene interne Kommunikation also aussehen?

Die eigenen Ansprüche an die angebotene tiergestützte Arbeit müssen sehr hoch sein; umso leichter fällt es einem dann selbst, das eigene Vorhaben überzeugend zu präsentieren.

Konzepte sollten immer in schriftlicher Form den jeweiligen Trägern und Einrichtungen vorliegen. Wir empfehlen zur Konzepterstellung den von Rainer Wohlfahrt und Erhard Olbrich entwickelten Leitfaden „Qualitätsentwicklung und Qualitätssicherung in der Praxis tiergestützter Interventionen“ (2014). Dieser steht als kostenloser Download auf der Internetseite der European Society for Animal Assisted Therapy (ESAAT) zur Verfügung. Der Leitfaden bietet Orientierung zu Fragen der

Planungs-, Struktur- und Prozessqualität sowie der Ergebnisevaluation und ist sehr praxisnah gestaltet.

Zur internen Kommunikation mit Trägern und Einrichtungen gehört auch die zuvor erwähnte Klärung und Berücksichtigung der notwendigen Rechtsnormen, wie zum Beispiel:

- Infektionsschutzgesetz (§§ 33–36),
- Gesetze des jeweiligen Bundeslandes,
- Einrichtungsordnung,
- Vorgaben des regionalen Gesundheits- und Veterinäramtes,
- Lebensmittelrecht: EG 852 / 2004,
- Tierschutzgesetz,
- berufsgenossenschaftliche Vorgaben und Hygienekonzepte verschiedener Tierarten,
- Genehmigung nach §11 des Tierschutzgesetzes vom (Kreis-)Veterinäramt.

Für die Kommunikation auf Mitarbeiterebene empfiehlt es sich, in regelmäßigen Teamsitzungen – vielleicht in Form von Fallbesprechungen – über die geplanten Interaktionen sowie erreichten Fortschritte zu sprechen. Dies hilft dabei, auch nicht direkt beteiligte Mitarbeiter und Mitarbeiterinnen in die tiergestützte Arbeit und das damit verbundene Geschehen einzubeziehen und für das Projekt zu gewinnen.

Zieldefinitionen und Evaluationsergebnisse sollten stets benannt und dokumentiert werden, um Sinn und Zweck der Einsätze verständlich nachvollziehen zu können. Die Ergebnisse der Evaluation können besonders für Träger von Interesse sein, da sie zur positiven Außendarstellung genutzt werden können. Aber auch für selbstständig Tätige bieten sie die Möglichkeit, ein eventuelles Alleinstellungsmerkmal (nämlich den Einsatz tiergestützter Methoden) hervorzuheben.

Letztendlich geht es darum, innerhalb des Teams – gegebenenfalls auch in der Gesamteinrichtung – ein „Wir-Gefühl“ für die tiergestützte Arbeit entstehen zu lassen. Nur so kann diese langfristig und effizient als fester Bestandteil integriert und Engagement hinsichtlich praktischer Unterstützung erwartet werden.

Neben den Pro-Argumenten sollte vorab auch auf mögliche Kontra-Argumente seitens der Mitarbeitenden, der Einrichtung oder des Trägers eingegangen werden.

Die externe Kommunikation

Mit externer Kommunikation ist der Informationsaustausch zwischen der Einrichtung einerseits und den Erziehungsberechtigten sowie der allgemeinen Öffentlichkeit (Presse, soziale Medien, Präsentation auf öffentlichen Veranstaltungen wie Festen oder Messen) andererseits gemeint.

Nicht alle internen Informationen müssen dabei nach außen hin erfolgen. Hier ist es wichtig, gezielt zu informieren und sich die unterschiedlichen Kommunikationszwecke vor Augen zu führen.

Kommunikation mit den Erziehungsberechtigten

Für sämtliche minderjährigen Klienten und Klientinnen sollte vor dem Beginn tiergestützter Einsätze eine Einverständniserklärung der Erziehungsberechtigten vorliegen. Einige wenige Ausnahmen bilden Aktivitäten, bei denen allergikergeeignete Tiere, wie z. B. Aquarien- und Terrarientiere, eingesetzt werden, mit denen kein direkter Kontakt stattfindet und die der reinen Beobachtung dienen.

Für den Informationsaustausch mit den Erziehungsberechtigten eignet sich zuallererst einmal die klassische Briefform (s. Anhang, „Informationen für Sorgeberechtigte / Einverständniserklärung"). Der Informationsbrief sollte neben den allgemeinen Sachinformationen – Tiervorstellung, Darstellung der Durchführung, getroffene Sicherheitsmaßnahmen, Verhaltens- und Hygieneregeln, Umfang und Ablauf des Einsatzes – für die Erwachsenen auch Raum für eine kreative, liebevolle Briefgestaltung an die Kinder und Jugendlichen bieten (s. Anhang, „Tierisches Anschreiben"). Durch den Informationsbrief sollten zudem mögliche Allergien und Befürchtungen vorab erfragt werden.

Bei geplanten Einzelinterventionen, die optimalerweise protokolliert und evaluiert werden, kann es empfehlenswert sein, die Erziehungsberechtigten in einem persönlichen Gespräch zu informieren. In diesen Gesprächen können sowohl allgemeine Informationen als auch therapeutische oder pädagogische Zielsetzungen individueller kommuniziert sowie Fragen geklärt werden.

Ein sehr wichtiges Thema ist die Kommunikation über mögliche Konsequenzen bei Nicht-Einhaltung vereinbarter Verhaltensregeln. Für den Fall, dass sich die jungen Menschen nicht an diese Regeln im Umgang mit dem Tier halten, sollten mögliche Konsequenzen besprochen werden, die der Sicherheit aller dienen. Sowohl die Erziehungsberechtigten als auch die Kinder und Jugendlichen sollten im Vorfeld darüber informiert sein und bestenfalls an der Erstellung der Regelungen beteiligt werden.

Kommunikation mit Presse, über soziale Medien und auf öffentlichen Veranstaltungen

Diese Art von Öffentlichkeitsarbeit ist sehr umfangreich und erfordert unter anderem viel Einfühlungsvermögen. So muss jeder / jede für sich selbst entscheiden, ob und wie viel Zeit man neben der praktischen Tätigkeit mit der Öffentlichkeitsarbeit verbringt und sie als Werbe- und Informationsmittel für die eigene Arbeit nutzen möchte. Natürlich kann und sollte man „Werbung" für seine tiergestützte Arbeit machen, schließlich handelt es sich um eine Tätigkeit, von deren positiven Nutzen man selbst überzeugt ist; dennoch sind hier Vorsicht und Umsicht geboten.

Die nachfolgenden Empfehlungen sollen dabei eine kleine Orientierung bieten:

Presseberichte und Social-Media-Einträge sollten im Angestelltenverhältnis nur in vorheriger Absprache mit der jeweiligen Einrichtung und gegebenenfalls dem Träger erfolgen.

Für die Veröffentlichung von Fotos müssen aus Datenschutzgründen die Einverständniserklärungen der Erziehungsberechtigten vorliegen. Zu unterscheiden ist dabei auch, ob es sich um die Nutzung der Bilder für Presseberichte und zum Beispiel Stellwände bei Festen und Messepräsentationen oder aber für Internetseiten und soziale Medien handelt. Unserer Meinung nach sollte es grundsätzlich vermieden werden, Minderjährige einer so breiten Öffentlichkeit zu zeigen, um die Privatsphäre der Kinder und Jugendlichen zu schützen. Dargestellte Situationen werden zum einen in den sozialen Medien sehr leicht fehlinterpretiert und kommentiert, zum anderen entscheidet der Klient / die Klientin nicht für sich selbst. Das Zeigen von Gesichtern der Kinder und Jugendlichen auf Fotos sollte bei Nutzung im Internet unterlassen werden, die Bilder können gepixelt oder anderweitig unkenntlich gemacht werden.

Die sozialen Medien bieten trotzdem eine gute Möglichkeit, um Informationen aus Fachgruppen zu erhalten oder z. B. größere Veranstaltungen terminlich zu bewerben. Auch Kundenakquise kann auf diesem Wege betrieben werden. Als Grundregel gilt: Bei jedem Post sollte man sich vorab Gedanken über den positiven Nutzen und Kommunikationszweck machen.

Ein Pressebericht erfolgt in der Regel nur durch vorherige Terminabsprache. Häufig sind die Journalisten der lokalen Zeitungen und Radiostationen nicht mit der Thematik vertraut. Um der Verwendung falscher Begrifflichkeiten vorzubeugen, kann die Vorbereitung von Pressemappen hilfreich sein, welche neben allgemeinen Informationen zu Aktionen und Projekten auch eine kurze Übersicht der thematischen Grundlagen beinhalten.

Pädagogische und therapeutische Zusammenhänge einzelner Kinder und Jugendlicher sollten natürlich nicht personenbezogen der Öffentlichkeit präsentiert werden, sondern allgemeingültig formuliert sein.

2.3 Das Wir gewinnt: Arbeitsaufteilungen und Zuständigkeiten

Wie zuvor bereits erwähnt, sollte der tiergestützte Einsatz immer in Absprache mit dem gesamten Team erfolgen und von diesem auch mitgetragen werden. Die tiergestützte Arbeit sollte innerhalb einer Einrichtung so konzipiert sein, dass sie auch dann noch weiter fortgeführt werden kann, wenn einzelne Personen, sei es aus Krankheits- oder Kündigungsgründen, ausfallen. Deshalb sind die Arbeitsaufteilung und die Klärung der Zuständigkeiten wichtig für eine gute Planung. Im Falle einer selbstständigen Tätigkeit bedarf es einer Person, die im Notfall einspringt und zumindest die Versorgung der Tiere sicherstellt. Diese Person sollte stets gut eingewiesen und über veränderte Abläufe informiert sein.

Die Gestaltung von Listen, in denen die einzelnen Arbeitsprozesse aufgeführt sind, kann dabei hilfreich sein. Je nach Tierart und Schwerpunkt des Einsatzgebietes fällt diese individuell aus.

Als Erstes gilt es immer zu klären, wer der Eigentümer (und ggf. Halter) des Tieres ist. Schafft eine Einrichtung das jeweilige Tier an und kommt für sämtliche Kosten auf? Werden Tiere eines Mitarbeiters dienstlich eingesetzt und es werden Kosten dafür erstattet? Auch die Anschaffung etwaiger Posten wie Stall, Gehege, Terrarium, Ausstattung, Spielzeug etc. muss vorab geklärt werden. Ebenfalls sollte im Vorfeld über Möglichkeiten der Fortbildung (Kosten, Freistellung) sowie eines Budgets für zum Beispiel benötigte Materialien gesprochen werden.

Grundsätzlich ist zu empfehlen, sämtliche Vereinbarungen schriftlich zu fixieren, um spätere Unklarheiten oder sogar Konflikte zu vermeiden.

Generell berücksichtigt und organisiert sein sollten folgende Themenbereiche:

1. Die Grundversorgung des Tieres (gegebenenfalls inklusive der Zeiten, Häufigkeit und Zuständigkeit):
   - Fütterung
   - Reinigung des Lebensraums (gegebenenfalls Reparaturen)
   - Pflegemaßnahmen (Bürsten, Krallenschneiden etc.)
   - Gesundheitschecks (z. B. Gewichts- und Zahnkontrollen, Impfungen, Wurmkuren, Tierarztbesuche, Vorsorgeuntersuchungen)

2. Training und Beschäftigung:
   - abwechslungsreiche Gestaltung der Unterbringung
   - artgerechte Nahrungsbeschaffung
   - Vorbereitung, Ausbildung und Fortbildung des Tieres sowie der Mitarbeitenden vor dem Einsatz
3. Urlaub und Schließzeiten:
   - Unterbringung und Versorgung des Tieres am Wochenende, in den Ferien und während anderer Schließzeiten der Einrichtung
4. Abschluss oder Beendigung des tiergestützten Einsatzes:

Auch gelungene Projekte können aus unterschiedlichsten Gründen irgendwann enden. Deshalb sollte klar sein, wer die Tiere nach Beendigung des tiergestützten Einsatzes privat übernimmt, sofern sich die Tiere nicht schon während der Einsatzzeit in Privatbesitz befinden.

Für alle genannten Themenbereiche gilt es zudem zu klären, welche Tätigkeiten in die Arbeitszeit fallen und welche nicht.

2.4 Vermeidung von Stolperfallen: Was unbedingt zu berücksichtigen ist

Es gibt eine Reihe von, teilweise gesetzlichen, Vorgaben in der tiergestützten Arbeit, die dringend beachtet werden sollten. Vorrangig gilt: Vorsorge ist besser als Nachsorge. Die Zeit, die man in Vorüberlegungen und Prävention investiert, um die Risiken bei tiergestützten Einsätzen zu verringern, macht sich unbedingt bezahlt. Spätere Schäden sind in der Regel sowohl finanziell als auch emotional eine sehr große Belastung, der „Imageschaden“ oft nicht mehr reparabel. Zu leichtfertig werden häufig aus Unwissenheit (gesetzliche) Vorgaben außer Acht gelassen, sowohl in der selbstständigen Tätigkeit als auch im Angestelltenverhältnis. Wenn man mit Tieren in öffentlichen Einrichtungen und dazu noch mit Minderjährigen arbeitet, gibt es eine ganze Reihe rechtlicher Aspekte, die es zu berücksichtigen und zu erfüllen gilt. Die gesetzlichen Grundlagen können je nach Bundesland und sogar je nach Gemeinde variieren!

Bei der Erstellung eines fundierten Konzeptes sollten die folgenden Aspekte aufgegriffen und somit einige Stolperfallen vermieden werden.

1. Genehmigung nach §11 Tierschutzgesetz (TSchG)

Jeder, der gewerblich mit Tieren arbeitet, benötigt vom zuständigen Kreisveterinäramt die Genehmigung §11 TSchG. Tiergestützte Interventionen bilden hierbei keine Ausnahme.

Für die Erlaubniserteilung muss in der Regel die Sachkunde nachgewiesen werden sowie eine ausführliche Tätigkeitsbeschreibung vorliegen. Leider ist das Genehmigungsverfahren in Deutschland nicht einheitlich geregelt. Einige Veterinärämter erkennen bestimmte Weiterbildungen als Sachkundenachweis an. Die erforderlichen theoretischen Kenntnisse und praktischen Fähigkeiten im Umgang mit den betreffenden Tieren beziehen sich immer auf jede der eingesetzten Tierarten und sind nicht nur für die Gewährleistung des Tierschutzes, sondern auch für die Qualitätssicherung und Absicherung gegen mögliche Haftungsansprüche von Bedeutung. Es empfiehlt sich, schon im Vorfeld Kontakt mit dem zuständigen Kreisveterinäramt aufzunehmen und die benötigten Voraussetzungen zu erfragen. Auch im Angestelltenverhältnis einer Einrichtung sollte man sich zwecks Absicherung und zum Wohle des Tieres bzw. der Tiere mit dem Veterinäramt austauschen und Rücksprache halten.

2. Versicherungen

Die Versicherungsregelung in der tiergestützten Arbeit bietet immer wieder Raum für individuelle Auslegungen, die häufig jeder gesetzlichen Grundlage entbehren. Sehr viele Anbieter der tiergestützten Arbeit nehmen ein beachtliches Risiko auf sich, wenn die Versicherungsfrage nicht genauestens im Vorfeld geklärt wurde. Nicht selten kommt es zu Interessenkonflikten seitens Arbeitgeber, Arbeitnehmer, Institution und Versicherungsanbietern.

Da jede Versicherung ein individueller Vertragsabschluss ist, können keine allgemeingültigen Aussagen getroffen werden, die auf jede Form der tiergestützten Arbeit zutreffen. Die nachfolgenden Informationen bieten lediglich einen Orientierungsrahmen, den es unbedingt mit einem einschlägig versierten Versicherungsmakler abzuklären gilt:

- Eine private Tierhalterhaftpflichtversicherung ist nicht per se zuständig, wenn es zu Schäden im Rahmen eines gewerblichen tiergestützten Einsatzes kommt. Darunter fällt die selbstständige Tätigkeit, aber auch die Ausübung der tiergestützten Arbeit in einem Angestelltenverhältnis in einer öffentlichen Einrichtung.
- Im Rahmen einer selbstständigen Tätigkeit sollte in der tiergestützten Arbeit immer eine eigene Betriebshaftpflichtversicherung abgeschlossen werden.

- Im Angestelltenverhältnis ist die Betriebshaftpflichtversicherung der jeweiligen Einrichtung zuständig für die Absicherung der tiergestützten Interventionen. Der Versicherungsleister sollte vom Arbeitgeber aber über die Tiere und die Tätigkeiten mit diesen informiert werden!

3. Einverständniserklärungen und Datenschutz

Von Sorgeberechtigten und gegebenenfalls gesetzlichen Vertretern sollte im Vorfeld stets schriftlich das Einverständnis für den Einsatz von Tieren eingeholt werden (s. hierzu den Absatz „Kommunikation mit den Erziehungsberechtigten“ in Abschnitt 2.2 „Das A und O: Kommunikation – Aufklärungsarbeit und Konzepterstellung“).

Ebenfalls ist nach der Datenschutz-Grundverordnung (DSGVO) eine Datenschutzerklärung auszuhändigen und unterschreiben zu lassen, der zu entnehmen ist, auf welche Art und Weise die personenbezogenen Daten des Klienten bzw. der Klientin (z. B. Adressdaten, Anamnese, Verlaufsprotokolle) gespeichert und verarbeitet werden.

4. Gesundheitsprävention bei Klienten und Klientinnen

Je nach eingesetzter Tierart kann es gesundheitliche Kontraindikationen bei dem Klienten bzw. der Klientin geben. Dies können im physischen Kontext unter anderem sein: Allergien, Asthma, schwere Formen der Neurodermitis, Pilzerkrankungen, immunsupprimierende Erkrankungen, Akuterkrankungen wie Magen-Darm-Infekte oder Erkältungskrankheiten, Besiedlung mit multiresistenten Erregern, offene Wunden.

Aber auch in psychischer Hinsicht müssen im Vorfeld einige Risiken abgefragt werden: Bestehen Phobien, kann es zu unvorhersehbarem Verhalten der Klientin oder des Klienten kommen, sind Tierquälereien in der Vergangenheit bekannt oder könnte es durch den Tierkontakt zu einer Verstärkung pathologischer Prozesse (z. B. Retraumatisierungen) kommen?

5. Hygienemaßnahmen

Für jeden tiergestützten Einsatz sollte vorab ein passendes Hygienekonzept in schriftlicher Form erstellt werden. Der jeweilige Träger (im Falle des Angestelltenverhältnisses) und auch der Kostenträger (im Falle der gewerblichen / selbstständigen Tätigkeit) sollte dieses Konzept kennen und vorliegen haben. Je nach Art des Einsatzes und der jeweiligen Einrichtungen / Institutionen können unterschiedliche Anforderungen gelten; Grundlage ist jedoch stets das gültige Infektionsschutzgesetz der betreffenden Einrichtung, mit welchem man sich im Vorfeld vertraut machen muss.

Über das Institut Schwarzkopf ist die Broschüre *Tiere in Einrichtungen des Gesundheitsdienstes und der Pädagogik – Eine Handreichung zur Planung Tiergestützter Therapie aus hygienischer Sicht* zu beziehen, welche hilfreich bei der Erstellung eines Hygienekonzeptes ist. Eine weitere Orientierung bieten die Merkblätter der tierärztlichen Vereinigung für Tierschutz e. V. *Tiere im sozialen Einsatz.* Selbstverständlich sind regelmäßige Gesundheitschecks sowie die gegebenenfalls notwendigen Impfungen und Entwurmungen der Tiere Grundbestandteile der Hygienemaßnahmen. Hier sollte mit dem zuständigen Veterinäramt Rücksprache gehalten werden, in welcher Form die tierärztlichen Termine dokumentiert werden. Empfehlenswert sind Bestandsbücher, in welche die jeweiligen Maßnahmen, Behandlungen und Untersuchungen pro Tier eingetragen werden (s. Anhang, „Bestandsbuch").

Ebenso unterschiedlich sind je nach Tierart auch die damit verbundenen Reinigungsanforderungen der Umgebung des eingesetzten Tieres, welche im Hygienekonzept berücksichtigt werden müssen. Nur so können die Risiken möglicher Zoonosen (übertragbarer Krankheiten vom Tier auf den Menschen) minimiert werden. Hierzu gehört auch, für Möglichkeiten zum Händewaschen und gegebenenfalls Desinfizieren zu sorgen. Eine gewissenhafte Handreinigung hat für alle Teilnehmenden sowohl vor als auch nach dem Einsatz zu erfolgen! Räume wie zum Beispiel Küchen sollten im Rahmen der tiergestützten Arbeit in der Regel nicht betreten werden. Weitere Informationen zum Thema Hygienekonzept finden sich in Kapitel 4 „In der Praxis" unter der jeweiligen Tierart.

6. Stresserkennung

Ein tiergestützter Einsatz kann nur erfolgreich durchgeführt werden, wenn sowohl Mensch als auch Tier entspannt und gelassen sind. Der Umfang, in dem ein Tier pro Woche in der tiergestützten Arbeit eingesetzt werden kann, ist limitiert. Mehr als einige wenige Einsätze wöchentlich sind nicht zu empfehlen. Stress und Aufregung sowohl auf menschlicher als auch auf tierischer Seite steigern das Risiko eines Unfalls. Jede Person, die einen tiergestützten Einsatz durchführt, muss in der Lage sein, Stress bei ihrem Tier zu erkennen und es unter Umständen sofort aus der Situation herausnehmen. Das Tier sollte im Einsatz stets vor starken Stresssituationen geschützt werden. Stress beeinflusst den pädagogischen und therapeutischen Effekt immer negativ. Eine Überforderung des Tieres und auch des Klienten / der Klientin gilt es daher unbedingt zu vermeiden! Das Tier sollte als gleichwertiger Partner betrachtet und keinesfalls durch häufige Einsätze ausgebeutet werden. Zu häufige Einsätze führen zu einer Überlastung, Überlastung führt zu Stress und erhöht die Krankheitsanfälligkeit.

2.5 Qualität erkennen und gewährleisten

In der Vielfalt der angebotenen tiergestützten Interventionen liegt auch die Schwierigkeit der Qualitätserkennung. Sowohl bei der Wahl des Bildungsinstituts als auch im Anspruch an die eigene Arbeit sollten Qualitätsmerkmale festgelegt werden, welche die Orientierung erleichtern. Wir weisen noch einmal darauf hin, dass die meisten Begrifflichkeiten in diesem Bereich nicht rechtlich geschützt sind. Beispielsweise darf sich jeder als „Therapeut" bezeichnen, was vielen Kunden den Eindruck höherer Kompetenz vermittelt als die schlichte Bezeichnung „Fachkraft". Ebenso gibt es nach Beendigung der Fortbildung keine staatlich standardisierten Abschlussprüfungen, die einen Vergleich ermöglichen.

Woran kann man sich also orientieren, wenn man Zeit und Geld in qualitative Weiterbildungsangebote investieren und somit den Grundstein für einen hohen Qualitätsstandard der eigenen Arbeitsweise legen möchte?

Um sich im Dschungel der Angebote und Möglichkeiten zurechtzufinden und um eigene Qualitätsstandards definieren zu können, unterteilen wir die Qualitätsmerkmale in zwei Bereiche. Dazu sprechen wir nachfolgend zum besseren Verständnis von „Weiterbildung" und nicht von „Ausbildung", auch wenn sich viele Institute als Ausbildungsstätten bezeichnen. Wir möchten so jedoch Missverständnissen bezüglich staatlich anerkannter Grundausbildungsgänge vorbeugen und verdeutlichen, dass die tiergestützte Arbeit immer nur ergänzend und nicht ersetzend zum Ausbildungsberuf fungiert. Tiergestützte Interventionen sind als Methode zu betrachten, die dann eingesetzt wird, wenn sie angemessen und passend ist, um bestimmte Ziele zu erreichen. Das Tier wird somit nicht unreflektiert und willkürlich eingesetzt, weil es etwa andere positive Eigenschaften hat, werbewirksam ist, im Wettbewerb gegenüber Mitbewerbern Vorteile birgt oder Ähnliches.

2.5.1 Qualitätsmerkmale Weiterbildungsinstitute

Es empfiehlt sich, Weiterbildungen auszuwählen, die mit der eigenen Berufsausbildung und -erfahrung in Verbindung stehen und mit der geplanten Berufspraxis konform gehen. So ist es zum Beispiel für jemanden, der ausschließlich mit Hunden arbeiten möchte, ratsam, sich ein Institut herauszusuchen, das sich auf diese Tierart spezialisiert hat. Jemand, der mit verschiedenen Tierarten arbeiten möchte oder noch nicht festgelegt ist, wäre dementsprechend an einem spezialisierten Institut nicht am richtigen Ort.

Bei der Wahl der passenden Weiterbildungsstätte sollte man auf folgende Dinge achten:

- ISAAT- (International Society for Animal Assisted Therapy) oder ESAAT- (European Society for Animal Assisted Therapy) Zertifizierung: Weiterbildungen, die über diese Zertifizierung verfügen, müssen unter anderem bestimmte Anforderungen hinsichtlich des zeitlichen Umfangs der Weiterbildung, der Form der Prüfung sowie der Praxisanteile nachweisen (ausführliche Informationen unter den betreffenden Webadressen, s. Anhang „Weitere Online-Ressourcen"). Somit bietet die Zertifizierung ein Mindestmaß an Vergleichbarkeit.
- Qualifikation der Dozenten: Ein Blick auf die Dozentenliste der Weiterbildung gibt einen Hinweis darauf, wie viel Wert auf wissenschaftliche Grundlagen gelegt wird. Über welche Qualifikationen verfügen die Dozenten und Dozentinnen, beispielsweise Tätigkeitsbereiche, Erfahrungen, Titel, Publikationen etc.?
- Preisgestaltung: Nicht immer, aber in diesem Fall schon, greift der Spruch „Qualität hat ihren Preis". Wer namhafte Dozentinnen und Dozenten engagiert und gut ausgebildete Tiere unterhalten muss, kann selbsterklärend keine Veranstaltungen zum Dumpingpreis anbieten. Dafür muss Verständnis aufgebracht werden. Es ist ratsam, lieber ein Jahr länger zu sparen, als weniger Geld für minderwertige Weiterbildungen auszugeben, in denen einem mangel- bzw. lückenhafte Informationen vermittelt werden.
- Zeitlicher Umfang: Der Bereich der tiergestützten Arbeit umfasst viele Facetten. Wissenschaftliche Grundlagen, Praxiserfahrungen, neueste Forschungsergebnisse und rechtliche Informationen wollen mit Bedacht und Sorgfalt vermittelt werden. Wer verspricht, er könne in ein, zwei Wochen oder gar an nur einem Wochenende diese Dinge ausreichend weitergeben, kann nicht als seriös angesehen werden. Wissen zu erwerben und Wissen zu vertiefen braucht Zeit, und diese sollte man sich für seine Weiterbildung nehmen.
- Erfahrungen: Wie lange gibt es das Institut schon? Wie viele Dozenten waren bereits dort tätig? Gibt es Erfahrungsberichte von Absolventen?
- Beratung: Seriöse Ausbildungsinstitute beraten im Vorfeld der Weiterbildung und geben die Möglichkeit, z. B. durch einen „Tag der offenen Tür" einen Einblick zu bekommen.

2.5.2 *Qualitätsmerkmale tiergestützter Anbieter*

Wer tiergestützte Arbeit anbieten möchte, sollte verschiedene Qualitätsmerkmale erfüllen und diese in seinem Leistungsangebot benennen:

- Sachkundenachweis: Niemand darf mit Tieren ohne die Genehmigung nach §11 gewerblich arbeiten (s. die Abschnitte 2.4 und 2.5). Das Veterinäramt bescheinigt, dass die Tiere artgerecht gehalten und ob sie tierschutzrechtlich angemessen eingesetzt werden.
- Konzept: Für die tiergestützte Arbeit sollte in schriftlicher Form ein Konzept vorliegen, in dem Zieldefinitionen, Handlungsweisen, Zuständigkeiten und Hygienemaßnahmen erläutert sind.
- Erfahrung: Tiergestützte Arbeit ist praxisorientierte Arbeit. Auch während der Weiterbildung sollten Praktika verlangt werden. Es sollte transparent kommuniziert werden, welcher generelle berufliche Werdegang vorliegt und wie die Erfahrungswerte mit der jeweiligen Tierart und in der Arbeit mit der jeweiligen Zielgruppe aussehen.
- Haltung der Tiere: Für die tiergestützte Arbeit braucht man zufriedene Tiere, die artgerechte Haltung ist dafür unerlässlich. Jedes Tier sollte nur begrenzt eingesetzt werden und genügend Zeiten für Ruhe und Erholung sowie Ausgleichsaktivitäten bekommen.
- Zielformulierung und Evaluation: Eine professionell durchgeführte Intervention beginnt mit einer durchdachten Zielformulierung und endet mit der Evaluierung der Ergebnisse (s. Abschnitt 2.6). Beides sollte im Rahmen der Weiterbildung vermittelt und erlernt worden sein.

2.6 Zielformulierung und Evaluation

In der tiergestützten Arbeit ist es nicht anders als im sonstigen Berufsalltag: Man sollte genau wissen, was man tut und warum man es tut. Entsprechend sollten vor Beginn des Einsatzes Fragestellung und Zieldefinition geklärt und geeignete Methoden festgelegt werden. Um den Erfolg und die Nachhaltigkeit der Einsätze überprüfen zu können, empfehlen sich zum Beispiel standardisierte Fragebögen und Ratingverfahren. Für manche erscheint Evaluation eher lästig, man vertraut schließlich auf die eigene Erfahrung und sein Augenmaß. Dennoch ist sie aus Gründen der Qualitätssicherung unerlässlich, um sich selbst und die eigene Arbeitsweise reflektieren zu können.

Zu Beginn einer jeden Intervention oder eines neuen Projekts empfiehlt es sich, eine (zumindest kurze) Anamnese zu erheben. Erfragt werden sollten unter anderem

Stärken und Schwächen des Klienten, Vorerfahrungen mit Tieren – sowohl positiver als auch negativer Art –, Wünsche der Klienten, Wünsche der Sorgeberechtigten, Vorlieben in Bezug auf bestimmte Tierarten, falls mehrere vorhanden sind und zur Auswahl stehen. Je nach Einrichtung bzw. Einsatzgebiet hat man eventuell die Möglichkeit, auf standardisierte Fragebögen zurückzugreifen. Gut geeignet ist beispielsweise die Child Behavior Checklist (CBCL), durch welche emotionale und Verhaltensauffälligkeiten, somatische Beschwerden sowie soziale Kompetenzen erfragt werden können. Hat man keinen Zugriff auf Instrumente dieser Art oder möchte keine solche Investition tätigen, kann man auch selbst einen Fragebogen für die Sorgeberechtigten und / oder die Klienten entwerfen und Problembereiche, aber auch Kompetenzen abfragen (s. Anhang, „Anamnesebogen").

Zur Zielformulierung

Vor der konkreten Formulierung der einzelnen Ziele sollten die vorhandenen Ressourcen des Kindes oder Jugendlichen möglichst gemeinsam herausgearbeitet werden. In welchen Bereichen verfügt der / die Einzelne über gute Fähigkeiten oder Fertigkeiten, ist er / sie sprachlich, motorisch oder in der sozialen Interaktion besonders gut aufgestellt? Im Gruppensetting sollte eine solche Analyse ebenfalls erfolgen. Aus welchen Individuen setzt sich die Gruppe zusammen? Welche Kompetenzen bringt jeder / jede Einzelne mit? Des Weiteren wird festgehalten, welcher Bedarf besteht. Was sieht der oder die Betroffene selbst als veränderungswürdig an, kann er / sie dies benennen? Bei jüngeren Kindern ergeben sich die Ziele oft aus den Vorstellungen und Beobachtungen der Eltern, vielleicht auch aus denen der Lehrer oder Pädagogen in der Kita. Man ist oft überrascht, wie gut jedoch Kinder und Jugendliche mit ein wenig Hilfestellung eigene Ziele benennen und formulieren können.

Wichtig ist es ebenfalls, die Ressourcen seines Tieres bzw. seiner Tiere zu kennen. Nicht jedes Tier eignet sich für jede Art von Einsatz, je nach Wesen oder körperlicher Konstitution beispielsweise. Als Fachkraft muss man daher in der Lage sein, dem Ziel entsprechend das geeignete Tier auszuwählen.

Eine gute Hilfestellung bei der konkreten Zielformulierung bietet die sogenannte SMART-Formel. Diese bedeutet, ein Ziel soll folgende Kriterien erfüllen:
Spezifisch – so genau und konkret wie möglich,
Messbar – die Zielerreichung ist objektiv erkennbar,
Akzeptiert – der Klient muss das Ziel verfolgen wollen,
Realistisch – im Sinne von erreichbar,
Terminierbar – durch Nennung einer zeitlichen Befristung.

Die Formulierung von Zielen nach der SMART-Formel erleichtert die Planung, da die Ziele an sich klarer werden. Die gründliche Auseinandersetzung vorab verhindert, dass man während des Prozesses stehen bleibt oder sich ungeahnte Schwierigkeiten auftun.

So kann zum Beispiel anstatt des sehr allgemein gehaltenen Ziels „Paul lernt, gut mit den Schnecken umzugehen" besser folgendermaßen formuliert werden: „Paul erlangt in den ersten zwei Einheiten Kenntnisse über die Bedürfnisse der Schnecken und kann diese während des Projekts berücksichtigen, indem er umsichtig mit den Tieren umgeht."

Zur Evaluation

Wer gute Arbeit leistet, sollte diese Qualität und den Nutzen seiner Arbeit auch belegen können. Hierzu ist es erforderlich, seine Arbeit zu evaluieren.

Relativ einfach zu handhaben ist eine Verlaufsdokumentation. In dieser kann festgehalten werden, an welchen Zielen mit welchen Methoden gearbeitet wurde, wie die Befindlichkeiten und die Mitarbeit waren, ob Besonderheiten aufgefallen sind usw. Anhand der Verlaufsdokumentation kann man somit immer wieder überprüfen, ob die Zielerreichung noch gegeben ist oder ob Veränderungen im Setting oder in der Methode vorgenommen werden müssen. Auch sollte gut im Blick behalten werden, wie sich die eingesetzten Tiere verhalten: Fühlen sie sich wohl, werden sie den Anforderungen gerecht? Unter Umständen muss auch hier korrigiert werden.

Die Verlaufsdokumentation kann mittels Fragebögen erfolgen, in denen (subjektiv) die Wahrnehmung der Klienten und Klientinnen (sowie der Sorgeberechtigten oder sonstigen Beteiligten) erfragt wird. Ratingbögen zur Abbildung der eigenen Einschätzung anhand verschiedener Skalen bieten sich in diesem Zusammenhang an. Abstufungen von Ratingskalen können zum Beispiel in den Bereichen Häufigkeit, Intensität, Wahrscheinlichkeit und Bewertung erfolgen (s. Anhang, „Ratingskala").

Möglich sind ebenfalls Beobachtungsbögen, in denen bestimmte (erwünschte) Verhaltensweisen quantifiziert werden können, wie zum Beispiel Häufigkeit des Blickkontakts zum Tier oder Häufigkeit der Berührung des Tieres. Zu unterscheidende Beobachtungsformen sind die teilnehmende und die systematische Beobachtung. Bei der teilnehmenden Beobachtung übernimmt der oder die Beobachtende eine Funktion innerhalb der Gruppe und nimmt aktiv am Geschehen teil. Geeignet ist diese Form der Beobachtung als exploratives Verfahren, welches zur Entwicklung von Ideen und Hypothesen dient. Wichtig ist hierbei die eigene Selbstreflexion.

Die systematische Beobachtung unterscheidet sich von der teilnehmenden dahingehend, dass sie nicht zufällig erfolgt. Vorher festgelegte Durchführungsbedingungen, wie beispielsweise die Dauer der Einheit oder die Ausstattung des Settings, müssen eingehalten werden, um eine Standardisierung zu erreichen. Diese Form der Beobachtung ist somit geplant, zielgerichtet und überprüfbar. Sie wird auch strukturierte Beobachtung genannt.

Zum Ende der Interventionsreihe bzw. eines Projekts sollte stets eine Ergebnisevaluation erfolgen. Hier wird abschließend noch einmal beurteilt, welche Ziele erreicht werden konnten, welche noch nicht erreicht sind und aus welchen Gründen. Je konkreter die Ziele zu Beginn formuliert wurden, umso einfacher lässt sich die Zielerreichung bewerten. Auch die Zufriedenheit des Kindes oder Jugendlichen und der Beteiligten mit der Arbeit sollte erfasst werden (s. Anhang, „Reflexionsbogen“).

Jede Form der Evaluation setzt eine möglichst objektive Beobachtung voraus. Wichtig zu berücksichtigen ist, dass jeder Mensch sogenannten Beurteilungsfehlern unterliegen kann. Diese können persönlichkeitsbedingt sein oder aufgrund von Wahrnehmungsverzerrungen entstehen. Bekannte und häufige Wahrnehmungsfehler sind zum Beispiel:

- der Halo-Effekt: Von bekannten Eigenschaften wird auf andere eventuell positive oder negative Eigenschaften geschlossen, ein gutaussehender Mensch wird beispielsweise als freundlich beurteilt.
- der Primäreffekt / Primacy-Effekt: Zuerst wahrgenommene Leistungen oder Eigenschaften beeinflussen den Beobachter und werden gegenüber späteren Leistungen und Eigenschaften überbewertet. Dies kann beispielsweise in einem Einstellungsverfahren eine Rolle spielen, wenn eine Bewerberin erst zurückhaltend erscheint, später aber aufgeschlossen ist. Der erste Eindruck ist der bleibende.
- der sogenannte Milde-Härte-Fehler: ein häufig vorkommender Beurteilungsfehler, der persönlichkeitsbedingt ist und bei dem der oder die Beobachtende aufgrund einer positiven Grundeinstellung zum Gegenüber zu einer grundsätzlich positiveren Bewertung (Milde-Fehler) neigt oder aber umgekehrt aufgrund einer negativen Einstellung zu einer strengeren Beurteilung (Härte-Fehler).

Die Evaluation des Verlaufs und der Ergebnisse bietet einem selbst die Möglichkeit zur Verbesserung der Prozessqualität. Kleinere Probleme, Stolperfallen oder Störungen werden zeitnah erfasst und es kann entsprechend reagiert und unter Umständen umgeplant werden. Für die zukünftige Arbeit können somit die eigenen Kompetenzen erweitert werden.

Wer mag, kann die quantifizierte Ergebnisevaluation auch zu Werbezwecken nutzen. Bei der Akquise von Projekten kann auf Kriterien wie zum Beispiel Zufriedenheitswerte der Klienten und positive Verläufe hingewiesen werden. Ebenso ist eine Darstellung der Erhebung auf der eigenen Homepage oder in Flyern vorstellbar.

3. Das Tier im sozialen Einsatz – das passende Setting finden: Auswahl geeigneter Tiere, Bedürfnisse, Zielsetzung, Anforderungen, Eignung

Bei der Auswahl des geeigneten Tieres für den tiergestützten Einsatz ergeben sich immer wieder Fragen nach der passenden Rasse, dem geeigneten Alter, dem „besseren" Geschlecht. Deshalb ist es uns zuallererst ein großes Anliegen, auf eine Sache hinzuweisen: Jedes Tier ist ein Individuum. So gibt es unserer Einschätzung nach nicht die beste Eignung bezüglich Rasse, Alter oder Geschlecht. Mittlerweile wird in einschlägigen Foren sogar damit geworben, angeblich besonders geeignete Tiere (meist Hunde) zu züchten. Von solchen Werbeversprechen ist klar abzuraten.

Jedes Tier kann gute Eigenschaften für einen möglichen Einsatz mitbringen – wir als Halter und Halterinnen sollten aber in der Lage sein, diese Eignungen zu erkennen. Eine Grundvoraussetzung ist somit, dass Halter und Tier sich kennen oder bei einer Neuanschaffung sich zunächst kennenlernen, um eine Einschätzung überhaupt möglich zu machen. Grundsätzlich kann jedes Tier für den Einsatz in der tiergestützten Arbeit tauglich sein, ein ängstliches Tier genauso wie ein sehr aufgeschlossenes und kontaktfreudiges Tier. Uns als Fachkraft obliegt dabei die Verantwortung, die Situation zum Wohle des Tieres beurteilen und einschätzen zu können, damit es zu keinen Überforderungen kommt: „Bei der Auswahl geeigneter Tiere stützen sich Fachpersonen, welche tiergestützte Interventionen durchführen, auf ethologisches Wissen, das durch individuelle Erfahrungen mit dem einzelnen Tier in einer Vielzahl von Situationen ergänzt wird: Tiere entwickeln sich ein Leben lang; ihr Verhalten variiert im Alltag genauso wie das von Menschen", wie Wohlfarth und Olbrich deutlich machen (2014, S.12).

An dieser Stelle weisen wir erneut ausdrücklich darauf hin, dass der zeitliche Umfang der Einsätze der Tiere limitiert ist. Es ist nicht empfehlenswert, beispielsweise den eigenen Hund täglich bei der Arbeit „mitlaufen" zu lassen oder ihn täglich in gezielten Interventionen einzuplanen. Einige wenige Einsätze pro Woche sind völlig ausreichend. Jedes Tier sollte mit Rücksicht und entsprechend seiner individuellen Bedürfnisse eingesetzt werden, wir als Halterinnen und Halter tragen die Verantwortung, Überlastung unbedingt zu verhindern. Bei den jeweiligen Bedürfnissen der verschiedenen Tierarten spricht man vom sogenannten *hedonischen Budget*. Es umfasst die individuellen, aber auch artspezifischen Bedürfnisse des Tieres, zum Beispiel bezüglich Haltung, Fütterung, Gesellschaft und Bewegungsverhalten.

Tiergestützte Interventionen bestehen nicht ausschließlich aus Einsätzen mit einem oder mehreren lebendigen Tieren. Neben den Einsätzen mit direktem Tierkontakt gibt es sehr viele Möglichkeiten, Einsätze mit nur indirektem (Beobachtung) oder sogar ganz ohne Tierkontakt durchzuführen. Wie in den späteren Praxisideen deutlich wird, können auch ohne direkten Tierkontakt tiergestützte Einsätze geplant werden, die zum Erreichen der Zielsetzung beitragen.

Vor dem Hintergrund eigener Erfahrungen mit verschiedenen Hunden und auch anderen Tierarten aus dem Tierschutz vertreten wir ausdrücklich die Meinung, dass Tiere aus dem Tierschutz bei der Auswahl berücksichtigt werden sollten. Diese Tiere, auch wenn sie häufig von den Rassemerkmalen her nicht klar zuzuordnen sind, können ebenso emotional berühren und viel in einem Einsatz bewegen wie Tiere aus einer Zucht. Wer eine Vorliebe für eine ganz bestimmte Rasse hat, findet auch diesbezüglich über spezielle Foren Tiere „aus zweiter Hand“, die ein neues Zuhause suchen.

Bei der Auswahl eines Tieres für die tiergestützte Arbeit ist also auf mehr zu achten als „diese Tierart mag ich“ oder „diese gefällt mir nicht“. Natürlich braucht es eine Affinität des Menschen zu der jeweiligen Tierart. Ein Mensch, der Angst vor Hunden hat, kann selbsterklärend keine Intervention mit diesem anbieten. Authentisches Arbeiten ist nur dann möglich, wenn der oder die Ausübende Liebe zu und Erfahrung mit der gewählten Tierart mitbringt. Dennoch reicht das alleine nicht aus, worauf Wohlfahrt und Olbrich hinweisen: „Bei allen tiergestützten Interventionsmaßnahmen ist vorausschauend zu planen, wie das Tier in die Arbeit integriert werden soll. Um dem Wesen und den Bedürfnissen eines Tieres Rechnung zu tragen und um es nicht zu überfordern, ist die Auswahl der Tiere mit großer Sorgfalt zu treffen. Die Anforderungen bezüglich der Mensch-Tier-Beziehung sind für dieses Arbeitsgebiet besonders hoch, da es gilt, die Potenziale, die der Umgang mit Tieren Menschen bieten kann, optimal zu nutzen“ (2014, S. 23).

Wir haben daher einige Fragen zusammengestellt, die sich jeder / jede im Vorfeld stellen sollte und welche Unterstützung bei der Auswahl bieten können:

1. Was ist meine Zielsetzung in der Arbeit mit dem Tier / den Tieren?

Bei der Tierauswahl ist die vorherige Zieldefinition unerlässlich. Geht es um die Förderung von Wahrnehmung, Motorik, Sprache oder aber Sozialverhalten? So sind Terrarien- und Aquarientiere als Beobachtungstiere geeignet, um die Wahrnehmung zu schulen. Auch bieten Terraristik und Aquaristik die Möglichkeit, die Tiere täglich einzusetzen, da diese nicht im unmittelbaren Kontakt mit den Klienten stehen, sondern der Beobachtung dienen. Ein Hund oder ein Pferd bietet sich im Gegensatz dazu z. B. für den Körperkontakt an und ermöglicht somit andere Zielsetzungen.

Fällt die Wahl beispielsweise auf den Einsatz mit einem Pferd, so kann ein Ritt auf diesem für ein pubertierendes Mädchen einen ganz anderen Effekt haben, als das Tier zu versorgen oder nur Körperkontakt zu genießen. Folglich sind die Eigenschaften, die das Tier zur Erreichung der Zielsetzung mitbringen muss, unabhängig von der Art und durchaus unterschiedlich.

Dazu sollte man sich bewusst machen, dass zum Erreichen der Zielsetzung nicht nur eine geeignete Tierart und ein passendes Tier gewählt werden muss, sondern auch die passende Form der Interaktion. Vernooij und Schneider (2010) unterscheiden zwischen der freien, der gelenkten und der ritualisierten Interaktion. In der *freien Interaktion* begegnen sich Mensch und Tier ohne jeglichen äußeren Einfluss oder jegliche Einwirkung. Pädagogen oder Therapeutinnen schaffen nur die Rahmenbedingungen für die Begegnung (Sicherheit, Angst- / Stresskontrolle). Diese Interaktionsform bietet sich besonders an, um zu beobachten, wie der Mensch auf das Tier reagiert und das Tier im Sinne des Spiegelungseffektes auf den Menschen.

Bei der *gelenkten Interaktion* wird die Mensch-Tier-Begegnung im Sinne der jeweiligen Zielsetzung vom Ablauf her geplant, zum Beispiel bei Führübungen mit einem Pferd oder Apportierspielen mit einem Hund. Mensch und Tier haben nur einen begrenzten freien Handlungsspielraum. Diese Interaktionsform eignet sich nur für „trainierte“ bzw. domestizierte Tiere.

In *ritualisierten Interaktionen* wiederholen sich die Verhaltens- und Situationsverläufe. Dies schafft sowohl für den Menschen als auch für das Tier einen Wiedererkennungswert und somit Verlässlichkeit. Die Rituale können dabei ganz unterschiedlich sein. Einige Möglichkeiten sind Begrüßungs- und Abschiedsrituale, aber auch alles rund um Fütterung und Pflege.

2. Wie viel Zeit habe ich außerhalb der Einsätze für das Tier?

Der aktive tiergestützte Einsatz ist nur ein kleiner Zeitanteil, den diese Arbeit mit sich bringt. Dazu gehören außerdem Fütterung, Pflege, Beschäftigung, Ausbildung u. v. m., die je nach Tierart einen ganz unterschiedlichen Zeitanteil einnehmen können (s. Kapitel 4 „In der Praxis“, die hedonischen Budgets der jeweiligen Tierarten).

3. Welche finanziellen Mittel stehen mir zur Verfügung?

Neben den fortlaufend anfallenden Futter- und Versorgungskosten inklusive regulärer Tierarztrechnungen ist auch an außergewöhnliche Zusatzkosten, zum Beispiel im Krankheitsfall des Tieres, zu denken.

4. Wie viel Platz habe ich und welche räumlichen Möglichkeiten stehen mir zur Verfügung?

Dass ein Pferd einen anderen Platzbedarf hat als ein Meerschweinchen, muss nicht weiter erläutert werden. Dennoch ist auch bei Kleintieren auf großzügige Unterbringung zu achten! Soll(en) das Tier bzw. die Tiere in den Innenräumen einer Einrichtung untergebracht werden, so ist auf Hygienemaßnahmen und Kontraindikationen zu achten und auch auf die räumlichen Gegebenheiten. So ist nicht jeder Raum dafür geeignet, ein mehrere hundert Liter fassendes Aquarienbecken zu tragen. Auch die tägliche Geräuschbelastung, Ruheorte und Rückzugsmöglichkeiten der Tiere müssen mitberücksichtigt werden.

5. Welche physischen und charakterlichen Eigenschaften braucht das Tier?

Ein Hund, der in einem Krankenhaus oder in einer Pflegeeinrichtung mit bettlägerigen Patienten eingesetzt wird, bedarf anderer charakterlicher Eigenschaften als einer, der aktiv in Schulklassen eingesetzt wird.

Auch die Mobilität, die Motorik und die psychische Gesundheit der Klienten und Klientinnen spielen eine entscheidende Rolle bei der Auswahl der geeigneten Tierart.

Nach Vernooij und Schneider (2010, S. 101) gilt es, folgende entscheidenden Aspekte zu berücksichtigen:

- die Größe des Tieres,
- sein äußeres Erscheinungsbild,
- sein Temperament,
- sein Wesen,
- seine Belastbarkeit,
- die Tierart,
- die Rasse (Anmerkung: Unserer Meinung nach nur gültig und bezogen auf die physische Konstitution! So kann zum Beispiel ein Erwachsener kein Shetlandpony reiten),
- die Vorlieben des Empfängers.

Tiere, die für einen tiergestützten Einsatz ausgewählt werden, sollten sich in der Nähe von Menschen grundsätzlich wohlfühlen und ihnen zugewandt sein, um Stress bei Tier und Mensch zu vermeiden. Als Grundsatz für die Tierauswahl im tiergestützten Einsatz gilt: „Konkret sollten die Verantwortlichen für die Tiere abschätzen können, ob ihre Tiere bestimmte Einsätze bei bestimmten Klienten und in bestimmten Situationen leisten können" (Wohlfarth & Olbrich, 2014, S. 12). Die Fähigkeit zur Einschätzung wird unserer Meinung nach durch eine fundierte Weiterbildung in Kombination mit Erfahrung erreicht.

Ein Beobachtungsbogen kann zu Beginn eines Einsatzes beim Kommunikationsaufbau helfen. Darin könnten Fragen enthalten sein wie:

- Ist das Tier ein Flucht- oder Jagdtier?
- Wie nimmt es mich am besten wahr (Ruhe, Bewegung etc.)?
- Wie kann ich mich dem Tier höflich nähern?
- Wie reagiert das Tier auf meine Nähe bei Körper- oder Blickkontakt?
- Welche Sinneswahrnehmungen sind bei dem Tier besonders gut ausgeprägt?
- Wie erkenne ich die Zustimmung des Tieres zur Kontaktaufnahme?

Im folgenden Praxiskapitel stellen wir unterschiedliche Tierarten und ihre mögliche Eignung für den tiergestützten Einsatz vor. Fast alle Praxisideen lassen sich gut an verschiedene Altersgruppen anpassen und können auf verschiedene Tierarten angewendet werden. Immer hilfreich ist eine Hospitation bei Menschen, die mit der favorisierten Tierart tiergestützt arbeiten, um einen guten Einblick in die Praxis zu bekommen.

Teil II

Praxis der tiergestützten Arbeit

4. In der Praxis

4.1 Achatschnecken

INFOBOX

- Herkunft: Afrika, meist subtropisch
- Haltung im Terrarium / Aquarium
- Lebensdauer: acht bis zehn Jahre
- Gehäusegröße 12–20 cm
- Temperatur und Luftfeuchtigkeit sind abhängig von der gewählten Art
- Keine Einzelhaltung
- Sehr hohe Nachwuchszahlen! Gelege müssen kontrolliert / entsorgt werden

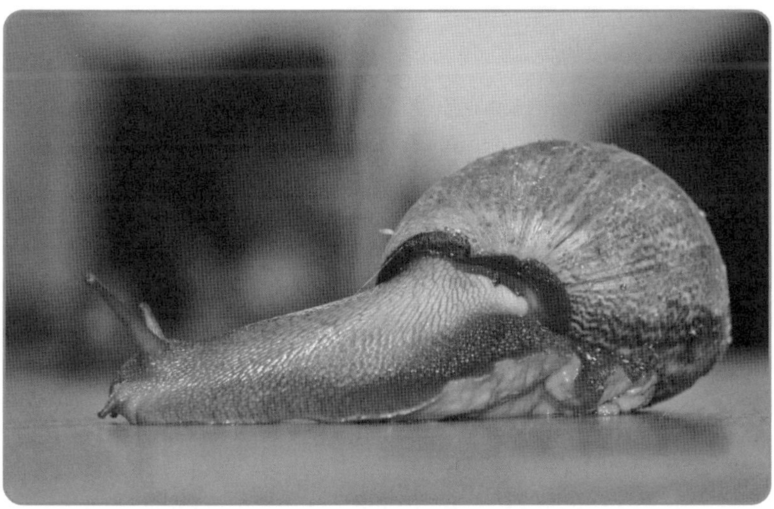

Abbildung 4.1: Die Afrikanische Riesenschnecke bzw. Große Achatschnecke

Die Achatschnecke gehört aufgrund ihres fehlenden Knochenskelettes zur Familie der Weichtiere bzw. Mollusken. Hierzu zählen ca. 100.000–130.000 Schneckenarten, von denen der größte Teil Wasserschnecken sind. Bei den Achatschnecken unterscheidet man hauptsächlich zwischen den Gattungen der sogenannten Archachatina und Achatina, zu denen jeweils mehrere Arten gehören. Ihren Ursprung haben die Achatschnecken auf dem afrikanischen Kontinent, wo sie vor allem in tropischen Regionen beheimatet sind. Einige wenige Arten kommen auch in Wüsten- oder Gebirgsregionen vor, diese sind in der Terraristik allerdings ohne Bedeutung. Bereits vor 1800 wurden die Achatschnecken in andere Teile Afrikas eingeschleppt, seit 1900 dann auch in den asiatischen Raum. Teils erfolgte dies unabsichtlich durch Transporte von Obst und Gemüse, teils aber auch deshalb, weil die große Schnecke als Nahrungsmittel entdeckt wurde.

Achatschnecken können je nach Art eine Gehäusegröße von 12–20 cm erreichen, bei einer Körperlänge von bis zu 30 cm! Die verschiedenen Arten unterscheiden sich in ihrer Größe, Form und Farbe der Gehäuse und der Weichkörper. Die Gehäuse- und Körperfarbe ist sehr variantenreich, auch albinotische Schnecken sind sehr beliebt. Insgesamt weisen die Riesenschnecken vier Fühler (zwei kleinere Tast- sowieso zwei größere Augenfühler) auf. Mit ihrer Raspelzunge (Radula), die mit winzigen Zähnen besetzt ist, schaben sie ihre Nahrung ab. In Trockenzeiten ziehen sie sich in ihr Gehäuse zurück und verschließen es mit einem Kalkdeckel, um sich vor Austrocknung zu schützen. Achatschnecken können acht bis zehn Jahre alt werden.

Achatschnecken sind als Lungenschnecken Hermaphroditen (Zwitter), besitzen also sowohl männliche als auch weibliche Geschlechtsorgane. Sie können demnach als Männchen oder Weibchen fungieren; Fälle von Selbstbefruchtung sind bisher jedoch nicht bekannt. Nach der Befruchtung erfolgt nach ca. zwei bis sechs Wochen die Eiablage, je nach Art beträgt die Entwicklungsdauer der Eier zwischen zwei bis drei (Gattung Achatina) und vier bis acht (Gattung Archachatina) Wochen. Die Gelege der letzteren Gattung umfassen dabei ca. acht bis fünfzehn Eier, die bis zu 20 mm groß sein können. Die Gelegestärke der Gattung Achatina kann je nach Art bis zu fünfhundert Eier betragen! Aus diesem Grund ist sorgfältig zu prüfen, welche und wie viele Tiere man in seinem Terrarium hält. Nicht erwünschte Gelege müssen regelmäßig abgesammelt und vor Entsorgung entweder tiefgefroren oder aber abgekocht werden. Jungtiere können auch als Futtertiere für andere Terrarienbewohner abgegeben werden. Auf keinen Fall dürfen die Eier einfach in der freien Natur ausgesetzt werden, da die Tiere die einheimischen Arten in unseren Regionen verdrängen würden.

Informationen zu den verschiedenen Arten der Achatschnecke findet man beispielsweise auf den Internetseiten „Schneckeninsel" und „Über die Schneck" (s. „Weitere Online-Ressourcen" im Anhang) oder in dem Buch von Andreas Leiß *Achatschnecken – Die Familie der Achatinidae* (2007).

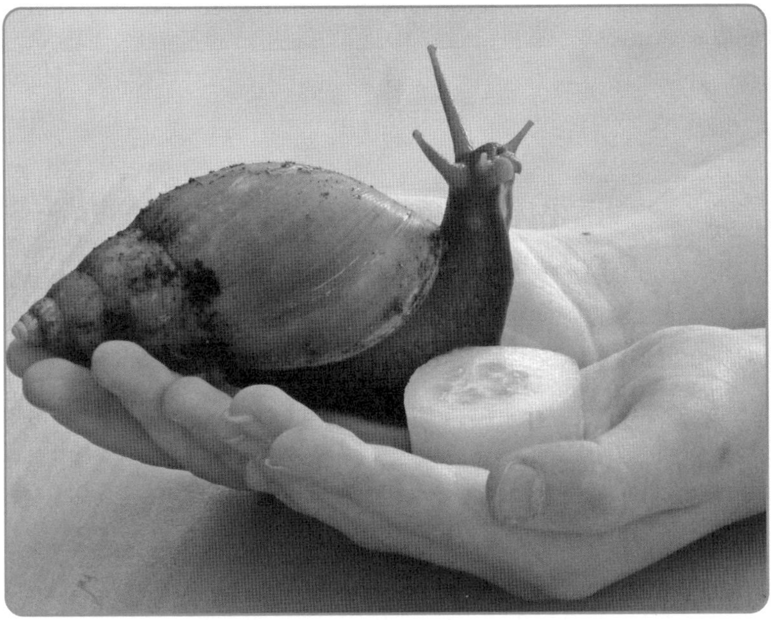

Abbildung 4.2: Achatschnecken haben unterschiedliche Futtervorlieben. Geeignet sind fast alle Obst- und Gemüsesorten

4.1.1 Hedonisches Budget

Haltungsanforderungen

Für die Haltung der Schnecken eignet sich ein Terrarium oder auch Aquarium. Eine stabile Abdeckung ist unerlässlich, da die Tiere auch gerne über die Wände und Deckel kriechen. Als Bodengrund empfiehlt sich entweder ungedüngte (!) Pflanzenerde oder aber Kokoshumus, der in gepresster Form im Zoohandel erhältlich ist.

Ganz wichtig ist Folgendes: Das Schneckenhaus besteht neben Horn und Perlmutt hauptsächlich aus Kalk, folglich brauchen die Tiere ihn zum Aufbau ihres Häuschens. Vor allem nach Verletzungen des Gehäuses und für Jungschnecken besteht ein erhöhter Kalkbedarf. Auch bei der Produktion von Eiern und für die Bildung des Kalkdeckels für den Winterschlaf wird Kalk benötigt. Die Schnecken bauen durch Drüsen am Mantelrand, durch die Kalk in der sogenannten „Schalensubstanz“ ausgeschieden wird, ihr Gehäuse auf. Aufgenommen wird der Kalk in erster Linie natürlich über die Nahrung, aber auch über die „Fußsohle“ beim Kriechen. Da Blumenerde meist einen pH-Wert von 5–6 aufweist, ist sie für die Haltung von

Schnecken zu sauer – sie benötigen einen pH-Wert von 7–8, sonst wird das Gehäuse angegriffen. Der Bodengrund sollte daher aufgekalkt werden, dazu kann mindestens 75-prozentiges Calciumcarbonat (im Baumarkt erhältlich) verwendet werden. Des Weiteren sollte den Tieren stets Sepiaschale und / oder abgekochte Eierschale zur Verfügung stehen.

In der Einrichtung des Terrariums kann der Kreativität freier Lauf gelassen werden: Vorhanden sein sollten Äste und Holzstücke zum Klettern, ein Wasserbecken (z. B. ein Pflanzenuntersetzer) sowie Rindenstücke o. Ä., da die Tiere sich gerne mal verstecken. Bei den Einrichtungsgegenständen des Terrariums sollte darauf geachtet werden, harte Materialien wie Ton, Glas oder Stein wegen Verletzungsgefahr am Gehäuse zu vermeiden. Manche Arten graben auch sehr gerne im Bodengrund, er sollte daher mehrere Zentimeter Tiefe betragen. Bepflanzt werden kann das Terrarium mit verschiedenen Pflanzen wie Efeu, Farn, Grünlilie oder Bromelien, diese müssen nur die Feuchtigkeit vertragen können. Bei manchen Schnecken sind auch Kräuter wie Petersilie oder Basilikum beliebt.

Je nach Art sind unterschiedliche Haltungsbedingungen erforderlich. Es sollten immer mehrere Schnecken (mindestens drei) zusammen gehalten werden. Von einer gemischten Haltung verschiedener Arten ist daher dringend abzuraten. Einige Arten benötigen eine sehr hohe Luftfeuchtigkeit, die durch einen nassen Bodengrund und häufiges Besprühen der Einrichtung in Kombination mit einer höheren Temperatur erzielt werden kann. Die Regelung der Temperatur innerhalb des Terrariums kann durch eine an die Rückwand angeklebte Heizmatte reguliert werden, hilfreich ist dabei eine Zeitschaltuhr. Nachts bevorzugen die Achatschnecken eine niedrigere Temperatur als tagsüber. Die Tiere sind vor allem dämmerungs- und nachtaktiv. Setzt man sie jedoch auf einen neuen Untergrund, so werden sie schnell neugierig und beginnen, ihre Umgebung zu erkunden.

Ernährung

Als Futter dienen fast alle Obst- und Gemüsesorten. Nur Zitrusfrüchte und zu viel Tomate dürfen nicht gefüttert werden, da die enthaltene Säure das Gehäuse angreift. Interessant zu beobachten ist, dass einzelne Tiere unterschiedliche Vorlieben haben. So fressen einige besonders gerne Salat, während andere rohe Süßkartoffel bevorzugen. Grundsätzlich sollte abwechslungsreich gefüttert und natürlich von fett- und / oder zuckerhaltigen bzw. industriell gefertigten Lebensmitteln strikt abgesehen werden. Laub und Moos können gerne angeboten werden, weiterhin ab und zu Trockenfutter für Katzen oder Hunde sowie Fischfutterpellets oder getrocknete Insekten.

Gesundheitsprophylaxe und Hygiene

Im Umgang mit Achatschnecken ist es sehr wichtig, die Tiere mit dem richtigen Fingerspitzengefühl zu behandeln. Auch wenn die Tiere ein stabiles Gehäuse und einen recht muskulösen Weichkörper haben, so ist die Verbindung zwischen beiden höchst empfindlich. Falsches Anfassen oder Hochnehmen kann für eine Schnecke äußerst schmerzhaft sein. Es kann sogar dazu führen, dass sich der Weichkörper vom schützenden Gehäuse löst und das Tier durch die Verletzung stirbt. Hat sich die Achatschnecke an einer Fläche festgesaugt, so darf sie niemals mit Gewalt abgezogen werden. Nur, wenn sie bei leichtem Zug nachgibt und sich durch das Unterschieben der Hand lösen lässt, darf sie abgenommen werden, ansonsten muss man warten und Geduld haben.

Das Sauberhalten des Terrariums ist bei regelmäßigem (möglichst täglichem) Absammeln der in geringer Anzahl produzierten Kotstränge nicht aufwendig, die Kothäufchen sind meistens gut sichtbar. Als „Bodenpolizei" bieten sich Asseln an, die Futterreste und Kot fressen und zersetzen. Von Zeit zu Zeit sollten die Scheiben abgewischt werden, alle paar Monate kann das Bodensubstrat in Teilen ausgetauscht werden.

Zoonosen

Übertragungswege: Tier-Tier-Mensch (Kontakt)

Wild lebende Achatschnecken in den tropischen Regionen können als Krankheitsüberträger fungieren. Da sie auch menschliche Fäkalien fressen, können sie, wenn sie selbst wieder als Nahrung dienen, beispielsweise Typhus-Paratyphus-Erreger (Salmonellen) übertragen. Da von der Haltung von Wildfängen grundsätzlich aber immer abgesehen werden sollte, ist dieses Risiko bei uns in Deutschland mehr als gering.

Achatschnecken können auch als Zwischenwirt für Lungenwürmer dienen (vgl. Leiß, 2007). Hier gilt jedoch auch, dass Nachzuchten ein sehr geringes Risiko dafür aufweisen. Bisher sind keine Fälle bekannt, bei denen sich Halter von Achatschnecken mit Lungenwürmern infiziert haben. Eine weitere mögliche Zoonose bei in Terrarien gehaltenen Schnecken sind Hautpilze. Erkrankte Tiere weisen allerdings schnell einen stark geschwächten Allgemeinzustand auf und versterben meist.

Festzuhalten ist, dass das Infektionsrisiko beim Kontakt mit afrikanischen Riesenschnecken als sehr gering betrachtet werden kann. Auch sollte natürlich davon abgesehen werden, die Schnecken mit wild lebenden Arten zusammenzubringen. In der Natur gesammeltes Einrichtungsmaterial für das Terrarium sollte heiß abgewaschen oder im Backofen kurzzeitig erhitzt werden. Zuletzt sollte grundsätzlich der Verzehr der Schnecken tabu sein.

Nach jedem Mensch-Tier-Kontakt die Hände waschen und desinfizieren; zur Reinigung zusätzlich Handschuhe tragen; immungeschwächte Menschen sollten Kontakt mit Kot und anderen Hinterlassenschaften vermeiden; gutes Hygiene- und Prophylaxemanagement

4.1.2 Aus der Praxis

Achatschnecken bieten in der tiergestützten Arbeit vielfache Vorteile. Zwar genießen sie in der emotionalen Einschätzung vieler Menschen wahrscheinlich eine geringere Achtung als andere Heimtiere wie Hunde, Katzen oder Meerschweinchen. Dennoch bieten sie viele Möglichkeiten des Einsatzes. Insbesondere Geduld, Beharrlichkeit und unvoreingenommene Neugier können mit ihnen vermittelt werden: Der Einsatz eines Terrariums mit Achatschnecken kann das Kind vom Beobachter und Betrachter zum Akteur werden lassen und vor allem zum interessebegründeten Lernen anregen. Nur durch den ruhigen Umgang mit den Schnecken sind Beobachtung und Handhabung möglich, durch die unmittelbare Rückzugsreaktion der Tiere auf hektisches, eventuell unangemessenes Verhalten können positive Effekte diesbezüglich erwartet werden.

Des Weiteren sind Achatschnecken in der Anschaffung und Haltung vergleichsweise günstig. Je nach Größe und Art bekommt man die Tiere bereits ab einigen Euro. Für die Anschaffung des Terrariums / Aquariums sowie eine Heizmatte sind zwar zunächst einige Kosten aufzubringen, oft bekommt man jedoch diese Dinge auch gebraucht und günstig im Umfeld. Der Unterhalt der Tiere hinsichtlich Futter- und Einrichtungskosten ist minimal.

Die Haltung der Tiere erfordert zwar eine gewisse „Einarbeitungszeit", der zeitliche Umfang der täglichen Pflege und Versorgung umfasst aber nur den Bruchteil der Versorgungszeit vieler anderer Tiere. Auch kann das Terrarium einige wenige Tage unbeaufsichtigt bleiben, da Nahrungsvorräte hinterlassen werden können. Generell ist das Zeitbudget für die Versorgung frei wählbar, man ist nicht wie bei anderen Tieren (z. B. Gassigehen mit Hunden) an die Einhaltung bestimmter Zeiten gebunden.

Achatschnecken stellen etwas sehr „Besonderes" dar. So gut wie jedes Kind und jeder Erwachsene hatte bereits Kontakte und Umgang mit Tieren wie Hund, Katze oder Meerschweinchen. Afrikanischen Riesenschnecken wird jedoch kaum jemand bisher begegnet sein. Schon bei kleinen Kindern sind Faszination und Interesse an diesen großen Tieren zu beobachten.

Die Achatschnecke bietet besonders Kindern viele Möglichkeiten zur Anregung der Phantasie. Die seltsame Gestalt und die langsame Form der Fortbewegung lösen Neugier und Beobachtungsdrang aus. In der tiergestützten Pädagogik bieten sich sehr abwechslungsreiche Methoden und Lernfelder an: Zum einen kann den Klienten und Klientinnen die naturwissenschaftliche Seite nahegebracht werden (beispielsweise anhand von Beobachtungen zum Verhalten, zur Entwicklung, zu den Sinnesleistungen etc.), weiterhin aber auch emotionale Lernziele (z. B. Ekelgefühle überwinden, Geduld und Konzentration aufbringen, Respekt vor anderen Lebewesen etc.) sowie instrumentelle Lernziele (z. B. Zeichnen, Messen, Gestalten etc.). Die Achatschnecke kann als große Stellvertreterin für die einheimischen Arten dienen und so Begeisterung und Respekt für eher unbeobachtete, kleine Lebewesen in unserem Umfeld vermitteln. Ebenso lernen die Klienten, verantwortungsvoll und vorsichtig mit einem empfindlichen Tier umzugehen.

Gut geeignet ist der Einsatz von Achatschnecken auch, da wenige Kinder Angst vor ihnen haben. Traumatische Erfahrungen (wie unter Umständen bei Hunden) mit Schnecken wird kaum ein Kind gemacht haben. Ekelgefühle können vorkommen, verfliegen aber meist schnell, wenn der Kontakt erst aufgebaut wurde. Auch ist der Schleim der Riesenschnecken nicht klebrig, sondern trocknet rasch.

Allergien stellen ebenfalls kein Hindernis dar. Bei Felltieren muss das Allergierisiko vorab stets abgefragt werden, diese Problematik ergibt sich bei Schnecken nicht. Achatschnecken sind äußerst friedliche Terrarienbewohner. Sie sind ungiftig und können nicht beißen, sondern höchstens mit ihrer Raspelzunge ein wenig auf der Haut „schaben“, was in etwa mit einer rauen Katzenzunge vergleichbar ist.

4.1.3 Gestaltungsideen für Interventionseinheiten

Experimente rund um die Schnecke

Sowohl in der Gruppe als auch im Einzelkontakt können die Kinder und Jugendlichen nach dem Erarbeiten von Umgangs- und Verhaltensregeln (s. Anhang) die verschiedensten Beobachtungsexperimente durchführen und gegebenenfalls in einer selbst gestalteten Mappe oder auf Arbeitsblättern protokollieren.

Mögliche Aufgabenstellungen und Fragen sind:

- Wie bewegt sich die Schnecke fort? Zur Beobachtung erforderlich ist eine Glas- oder Plexiglasscheibe, durch die bei Bewegung der Schnecke die Muskelkontraktionen zu sehen sind.
- Wie schnell kriecht eine Schnecke? Hierzu benötigt man ein Maßband, eine Stoppuhr und viel Geduld. Gemessen wird, welche Strecke die Schnecke in einer bestimmten Zeit zurücklegt. Vergleiche zwischen verschiedenen Tieren sind möglich.
- Wie verhält sich die Schnecke auf unterschiedlichem Untergrund? Benötigt werden verschiedene Untergründe, zum Beispiel Sand, Papier, Erde.
- Wie viel wiegt eine Schnecke und wie groß ist sie? Hierbei kommen eine Küchenwaage und ein Maßband zum Einsatz, interessant sind die unterschiedlichen Gewichte der jeweiligen Tiere sowie Unterschiede in Körper- und Gehäusegrößen.
- Wie frisst eine Schnecke? Dem Tier können unterschiedliches Obst und Gemüse angeboten werden, ebenso Sticks für Fische oder Schildkröten. Die Kinder und Jugendlichen können erspüren, wie sich die Raspelbewegungen der Schnecken anfühlen und sie sogar hören.

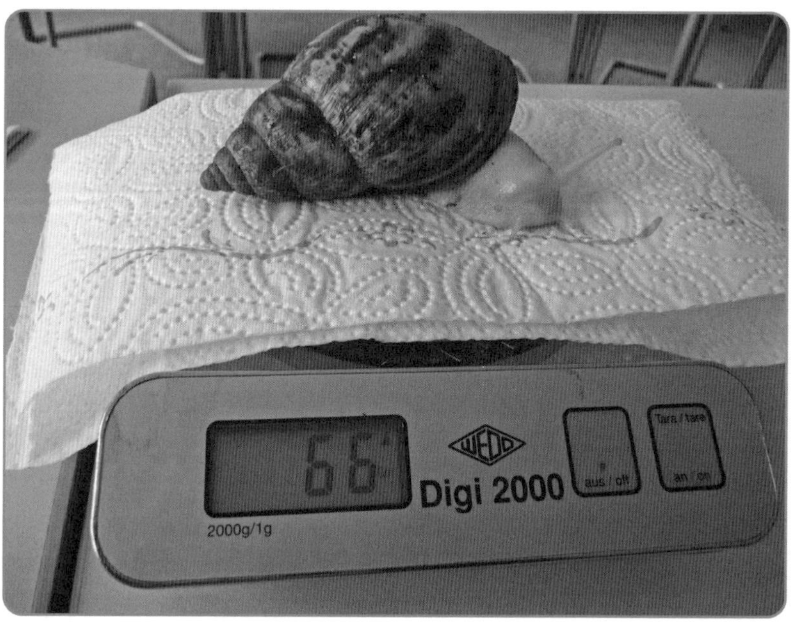

Abbildung 4.3: Schnecken-Experiment: Wie viel wiegt eine Schnecke und wie groß ist sie?

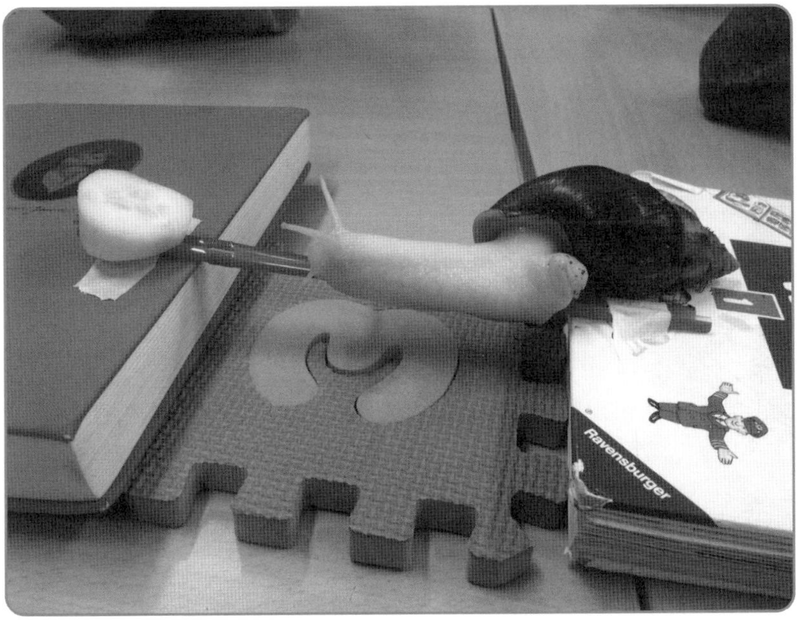

Abbildung 4.4: Schnecken-Experiment: Wie verhält sich die Schnecke auf unterschiedlichem Untergrund?

Erstellen und Ausprobieren eines Schneckenspiels

Das Basteln dieses Spiels (s. Anhang, „Schneckenspiel") kann sowohl im Einzel- als auch Gruppensetting erfolgen. Die einzelnen Arbeitsschritte fördern unter anderem die Motorik, regen die Kreativität an und fördern (im Gruppensetting) das soziale Miteinander. Beim Suchen nach geeigneten Schneckenhäusern werden Naturerfahrungen gemacht.

Für ältere Kinder bzw. Jugendliche kann es interessant sein, die Quizfragen selbst zu erarbeiten und zusammenzustellen. Für Kindergartenkinder kann das Spiel zu einem reinen Würfelspiel („Schneckenrennen") ohne Quizfragen umfunktioniert werden. Die Spielvorlage orientiert sich an Kindern im Grundschulalter.

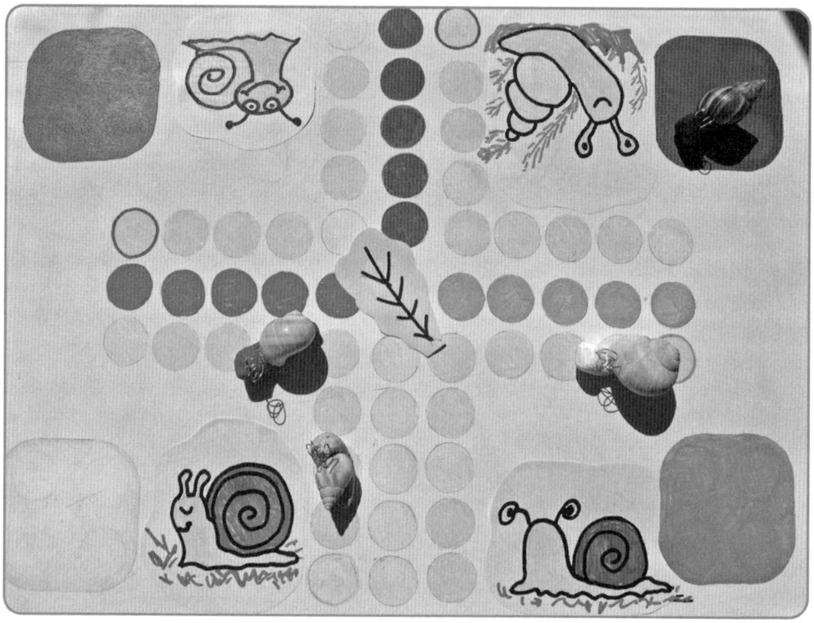

Abbildung 4.5: Selbst gestaltetes Spielbrett für das Schneckenspiel

Basteln von Saatbomben im Schneckenhaus

Eine schöne Idee, um die Bereiche Flora und Fauna miteinander zu verknüpfen, ist das Herstellen selbst gemachter Saatbomben. Hierfür werden leere Schneckenhäuser gesammelt, alle Größen sind grundsätzlich geeignet. Die verschiedenen Häuser können erst noch bestimmt bzw. ihrer jeweiligen Art zugeordnet werden. Unterschiede und Gemeinsamkeiten in Form, Farbe und Größe können festgestellt werden.

Geeignete Samen sind robuste Blumensorten wie Sonnenblume, Kamille, Ringelblume, Kapuzinerkresse, Mohn und Kornblume. Von vielen Saatgutfirmen gibt es fertige Samenmischungen. Vermischt mit (Blumen-)Erde und etwas biologischer Katzenstreu als Dünger wird die Saatgutmischung in die leeren Schneckenhäuser gefüllt und festgedrückt. Aus Pappe wird ein Schneckenkörper ausgeschnitten, wer mag, gestaltet ihn noch farbig. Mittig wird mit etwas Kleber das Schneckenhaus aufgeklebt.

Bei einem gemeinsamen Spaziergang können die Saatbomben danach auf Grünstreifen und Brachflächen ausgebracht werden. Die gebastelten Schnecken können aber auch zum Abschluss eines tiergestützten Projekts als Erinnerung mitgegeben werden.

4.1.4 Weitere Empfehlungen

Arbeitsblätter zum kostenlosen Download sind zu finden unter:

Schulamt / Schulbiologiezentrum der Landeshauptstadt Hannover:
↗ http://www.schulbiologiezentrum.info/AH1513%20Achatschnecke.pdf

Bastelbedarf und pädagogische Artikel für die Schule und für Zuhause:
↗ https://www.aduis.de/arbeitsblaetter

Materialien wie Vorlagen für verschiedene Spiele, ein Wissensquiz oder ein Schnecken-Memory: ↗ http://www.ueber-die-schneck.de/schulisches.html

Bücher

Die Schnecken-Werkstatt von Kathrin Zindler und Stefanie Wieringer (2001)

Schneckenleben von Theres Buholzer (Neuausgabe 2019)

4.2 Süßwasser-Aquarien

INFOBOX

- Lebensdauer der Tiere: zumeist 2–5 Jahre
- Lebendgebärende als auch eierlegende Arten
- Beckengröße für den tiergestützten Einsatz: ab 80 Liter
- Geeignete Arten: Welse, Salmler, Zwerggarnelen, lebendgebärende Zahnkarpfen, Schnecken, Krebse

Die Tierhaltung von Süßwasserfischen ist in Deutschland sehr stark verbreitet und ein nicht zu unterschätzender Wirtschaftsfaktor. Die Food and Agriculture Organization of the United Nations (FAO) schätzt den aktuellen Marktwert der weltweit gehandelten Aquarienfische auf über drei Milliarden US-Dollar.

Demzufolge ist es nicht überraschend, dass sich Aquarien mittlerweile auch in zahlreichen öffentlichen Einrichtungen großer Beliebtheit erfreuen, bieten sie doch zahlreiche Möglichkeiten der Beobachtung und Beschäftigung. Die Effekte der Tierbeobachtung im tiergestützten Einsatz treten aber natürlich genauso bei der Betrachtung und Erforschung anderer Biotope wie z. B. Gartenteiche, Flüsse oder Seen auf.

Die meisten Süßwasserfische in der Aquaristik werden in Salmlerartige, Karpfenartige, Welse, Ährenfischartige, Zahnkärpflinge und Barschartige unterschieden. Am häufigsten werden in Deutschland Süßwasserfischarten aus Südamerika (Amazonasgebiet) in Aquarien gehaltenen. Für den Beginn der Haltung gut geeignete Arten sind Welse, Salmler, Zwerggarnelen und unter Berücksichtigung der Anzahl auch lebendgebärende Zahnkarpfen, wie zum Beispiel Guppys, Mollys, Platys und Schwertträger.

Neben den friedliebenden Fischarten eignen sich auch einige Zwerggarnelen, Krebs- und Schneckenarten gut für den tiergestützten Einsatz. Gerade hier ist jedoch besondere Vorsicht bei der Vergesellschaftung mit anderen Arten (Fressfeinden) geboten. Achtung: Die Tatsache, dass Arten aus dem gleichen Gebiet stammen, ist kein Garant für Verträglichkeit (Happs!)! Lassen Sie sich bei der Zusammenstellung im Fachhandel oder von einem Züchter, einer Züchterin beraten. Die Aquarien können auch als reine Arten- und nicht als Gesellschaftsbecken angelegt werden.

Einige Fischarten werden häufig als „besonders für Anfänger geeignet" beschrieben. Damit gemeint ist in der Regel, dass diese Fischarten eine höhere Toleranz bezüglich der Wasserparameter wie zum Beispiel Temperatur und pH-Wert haben. Doch hier ist Vorsicht geboten, da einige dieser Arten (zumeist lebendgebärende Zahnkarpfen wie Guppys, Mollys etc.) dazu neigen, sich zahlreich und unkontrolliert zu vermehren. Dies kann schnell die Größe des Beckens sprengen und Halter oder Halterin vor das Problem stellen: Wohin mit dem Nachwuchs?

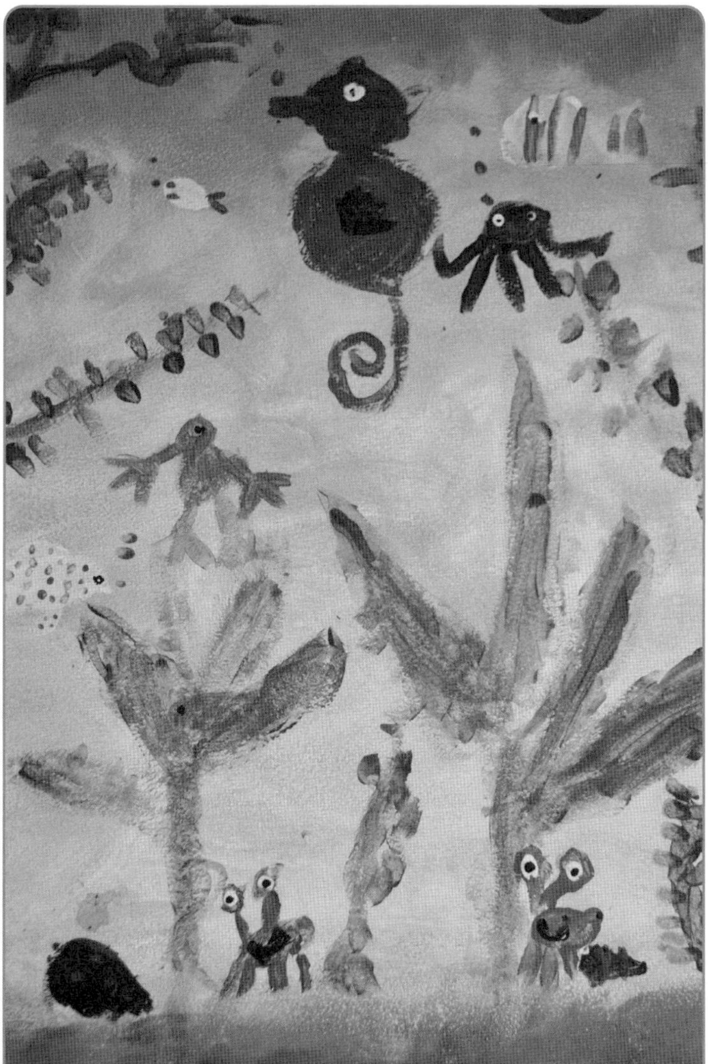

Abbildung 4.6: Beim Gestalten und Einrichten des Aquariums können Kinder und Jugendliche Fachwissen erwerben, ihre Kreativität ausleben und ihre Motorik schulen. Das Aquarium ist letztendlich selbst ein lebendiges Bild

4.2.1 *Hedonisches Budget*

Haltungsanforderungen

Der Anspruch an die Größe des Aquariumbeckens kann je nach Fischart und Besatzdichte sehr stark variieren. Eine Beckengröße für einen öffentlichen Raum sollte jedoch mindestens 80–100 Liter betragen. Der Größe sind nach oben keine Grenzen gesetzt, jedoch müssen Statik und Versicherungsschutz gewährleistet sein. Wasserparameter können in größeren Becken leichter stabil gehalten werden als in kleinen. Becken unter 54 Liter bezeichnet man als sogenannte Nanoaquarien. Scheinen sie zuerst attraktiv aufgrund ihres geringen Platzbedarfs, raten wir im Rahmen öffentlicher Einrichtungen und der tiergestützten Arbeit im Allgemeinen vor der Anschaffung solcher Becken eher ab. Das Biotop in einem solch kleinen Becken nachzustellen ist sehr schwierig und nur für sachkundige und erfahrene Aquarianer geeignet. Hinzu kommt, dass man die meist empfohlenen Fischarten für diese kleinen Becken Anfängern nicht empfehlen kann und die Fische häufig doch zu groß für die kleinen Becken werden.

Ungeeignet, da sie eine artgerechte Haltung unter Tierschutzaspekten nicht gewährleisten können, sind außerdem sogenannte „Goldfischkugeln“ und Säulenaquarien. Die Fische können dort aufgrund der fehlenden Raumkapazitäten keine Rückzugsmöglichkeiten finden.

Generell gilt: Weniger ist mehr. Man muss sich vor Augen führen, dass man die Fische in ihrem natürlichen Habitat niemals auf „einem Fleck“ zusammen sehen würde. Viele von ihnen treten in sehr großen Schwärmen auf und legen am Tag weite Strecken zurück. Auch die starke Vermehrung einiger Arten sollte mitbedacht werden. Unsere Empfehlung lautet, dass die Kinder und Jugendlichen nach den Fischen durchaus auch suchen sollten. Jeder Fisch im Becken sollte die Möglichkeit haben, sich verstecken und somit nicht gesehen werden zu können. Eine zahlreiche bunte Vielfalt ist zwar für das Auge schön anzuschauen, doch bietet sie auch keine Anreize, selbst zu entdecken, zu suchen und zu erforschen. Zudem führt ein Überbesatz leicht zu schlechten Wasserwerten. Die häufig verwendete Faustregel „1 cm Fisch pro 1 Liter Wasser oder 1 cm Fisch pro 30 cm^2 Fläche im Aquarium“ sollte in der tiergestützten Arbeit deshalb deutlich unter- und auf keinen Fall überschritten werden.

Die erforderlichen Wasserwerte und die benötigte Wassertemperatur können bei den verschiedenen Fischarten sehr unterschiedlich sein. Es sollten nur Arten zusammen in einem Becken gehalten werden, die die gleichen Anforderungen an die Haltungsbedingungen stellen. Bis auf einige wenige Fischarten ist das Bedürfnis aller, Rückzugsmöglichkeiten im Becken durch viele Pflanzen und Wurzeln zu haben. Daran sollte keinesfalls gespart werden. Nur so bekommt man ein „ruhiges“ Becken, in dem die Fische friedlich betrachtet werden können. Die Pflanzen werden zudem dringend zur Sauerstoffversorgung benötigt.

Fische und Pflanzen brauchen einen geeigneten Bodengrund. Von verschiedenen Kiesarten bis hin zu Sand, Wurzeln und Blättern ist auch diese Entscheidung abhängig von den gewählten Fischarten. Ungeeignete Bodengründe sind scharfkantiger Kies (vor allem für barteltragende Arten), Glitzersteine (Lichtreflexion) und gefärbter Kies (möglicherweise Schadstoffe, abhängig vom Färbemittel).

Eine für Aquarien geeignete Beleuchtung des Beckens ist sowohl für die Pflanzen als auch für die Fische unerlässlich. Die Beleuchtung simuliert unter anderem den Tag-Nacht-Rhythmus und regt das Pflanzenwachstum an. Sie kann über eine Zeitschaltuhr, unabhängig von Dienst- und Schließzeiten, geregelt werden. Schwimmpflanzen können das Licht für einige Bereiche dämpfen. Jedes Becken benötigt einen Filter, der neben der Reinigungsfunktion zusätzlich Bewegung in das Becken bringt. Viele Pflanzen und Fische brauchen eine natürliche Wasserbewegung.

Aquarien müssen auf tragfähigen und stabilen Untergründen in einem ruhigen, eher dunklen Bereich stehen (kein direktes Tageslicht). Sie sollten keinen starken Temperaturschwankungen oder Erschütterungen ausgesetzt sein. Ein individuell regelbarer Heizstab wird für fast alle Süßwasser-Zierfischarten benötigt. Im Aquarium sollte ein fest installiertes Thermometer anzeigen, ob die benötigte Temperatur konstant ist und erreicht wird. Schnelle und starke Temperaturschwankungen können die Tiere stressen und im schlimmsten Fall zum Tode führen.

Ernährung

Die Fütterung sollte täglich erfolgen, mit Fütterungspausen an einzelnen Tagen. Achtung: Futter, das von den Fischen nicht innerhalb kürzester Zeit aufgenommen wird, sinkt zu Boden und kann Auswirkungen auf die Wasserqualität und damit auf die Gesundheit der Fische haben. Verschiedene Fischarten haben spezifische Ernährungsbedürfnisse (z. B. Lebendfutter, Frostfutter, pflanzliche Nahrung). Im Handel sind für die meisten Fischarten gute flocken- oder pelletförmige Alleinfuttermittel erhältlich. Zusätzlich kann je nach Art gefrorenes oder gefriergetrocknetes Fischfutter gegeben werden. Lebende Wirbellose, die aus anderen Gewässern stammen, sollten besser nicht verfüttert werden, um die Einschleppung von Krankheitskeimen zu vermeiden.

Gesundheitsprophylaxe und Hygiene

Reinigungsarbeiten erfolgen nach Bedarf – mit einem wöchentlichen Rhythmus sollte gerechnet werden. Ein gut eingerichtetes und funktionierendes Becken erkennt man tatsächlich am geringeren Pflegeaufwand. Ein Becken mit Überbesatz oder am falschen Standort neigt zum Beispiel zu einem exponentiellen Algenwachstum. Jedes Becken benötigt einen für die Größe angemessenen Filter, um das Wasser von Schmutzpartikeln und Giftstoffen zu reinigen. Filterreinigung und Teilwasserwechsel richten sich nach dem Besatz und der Beckengröße.

Die Wasserparameter (wie Wassertemperatur, Sauerstoffkonzentration und -sättigung, Karbonathärte, pH-Wert, Ammonium / Ammoniak und Nitrit) sollten regelmäßig durch Testungen überprüft werden. Teststreifen sind im Fachhandel erhältlich oder es können auch Wasserproben häufig direkt dort untersucht werden. Eine gute Wasserqualität muss durch eine Filterung und sonstige Maßnahmen (z. B. Wasserwechsel) gewährleistet sein. Das Wasser sollte klar oder leicht bräunlich sein.

Krankheiten bei Zierfischen entstehen in den meisten Fällen durch fehlerhafte Haltungsbedingungen. Ausbrüche erfolgen zumeist durch Überbesatz oder schlechte Pflege (Sauerstoffmangel, hohe Belastung mit organischen Stoffen). Zum Hygienemanagement gehört, das Allgemeinbefinden und den Gesundheitszustand der Fische täglich zu kontrollieren. Erkrankungen können zum Teil durch eine sorgfältige Auswahl der Fische beim Kauf, Hygienemanagement, keine Ansammlung von Futterresten sowie gute Pflege und Ernährung vorgebeugt werden. Eine hohe Sterblichkeit im Becken kann sowohl ein Anzeichen falscher Wasserparameter als auch von Erkrankungen sein. Viele Erkrankungen bedürfen einer medikamentösen Behandlung. Bitte keine eigenständigen „Verdachtsbehandlungen“, weder des Wassers noch der Tiere, vornehmen, aufgrund von selbst erstellten Diagnosen, die nicht durch einen Tierarzt oder eine Fachhändlerin gesichert wurden! Um eine Ausbreitung zu verhindern, müssen erkrankte Tiere unter Umständen separiert werden. Ein zusätzlich vorhandenes Notfall-Quarantäne-Becken kann daher sinnvoll sein. Verendete Fische müssen unverzüglich aus dem Becken entfernt werden.

Zoonosen

Übertragungswege: Tier-Tier-Mensch (Kontakt), Tier-Wasser-Mensch (Wunden, Enteral)

Die bekannteste Zoonose bei Zierfischen ist die sogenannte Fischtuberkulose. Hierbei handelt es sich um eine bakterielle Infektionskrankheit durch Mykobakterien, die sich über kleinste Hautverletzungen auf den Menschen übertragen kann.

Zur Vorbeugung empfiehlt sich das Tragen von Schutzhandschuhen beim Reinigen; nach der Fütterung werden die Hände gewaschen und desinfiziert; gutes Hygiene- und Prophylaxemanagement

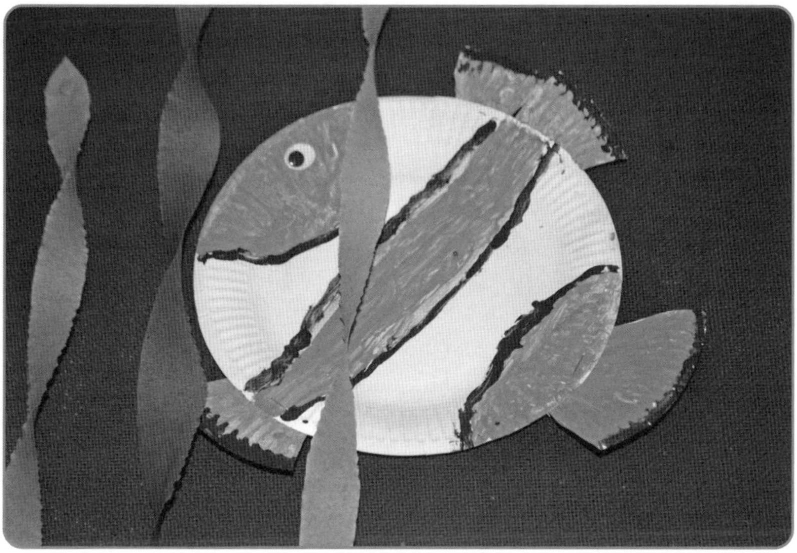

Abbildung 4.7: Selbst gemalter Clownfisch (Unterart der Anemonenfische)

4.2.2 *Aus der Praxis*

Fische bieten sich in der tiergestützten Arbeit eher für ein distanziertes Betrachten und Beobachten an. Die Kinder und Jugendlichen befinden sich (abgesehen von Fütterung und Pflege) dabei eher in einer passiven Rolle. Das Betrachten kann Ruhe- und Entspannungseffekte fördern und auch die Neugierde anregen. Geduld und Aufmerksamkeit sind hier gefragt. Für den Aufbau eines Aquariums sind gutes Planen und Verantwortung gefordert. Aquarien können aufgrund ihrer technischen Einrichtungen auch einen Anreiz für die Kinder und Jugendlichen bieten, die nicht in den direkten Tierkontakt treten möchten.

Egal, ob die Aquarien alleine oder nur in Begleitung eines Pädagogen aufgesucht werden, die folgenden Verhaltensregeln sollten mit allen Beteiligten vorab dringend besprochen werden und aushängen. Für kleinere Kinder, die noch nicht lesen können, lassen sich Symbolbilder zur Erklärung verwenden.

- „Das Aquarium vorsichtig anfassen, nicht klopfen." (Die dadurch erzeugten Druckwellen erschrecken die Tiere und machen ihnen Angst.)
- „Füttern nur in Begleitung." (Zu viel Futter macht die Fische krank.)
- „Bewege dich ruhig und langsam." (Die Fische können dann besser beobachtet werden und erschrecken sich nicht.)
- „Sprich in normaler Lautstärke." (Auch wenn Fische keine sichtbaren Ohren haben so wie wir, können sie trotzdem hören. Ihre Ohren liegen im Körperinneren.)

4.2.3 Gestaltungsideen von Interventionseinheiten

Der Ruheort und das Ruhebild

Wasser vermittelt Ruhe und Stille. Die Fische laden zum Beobachten und Entdecken ein. In Kindergärten, Schulen oder auch Jugendhilfeeinrichtungen geht es oft sehr lebhaft, manchmal auch lautstark zu. Umso wichtiger sind Orte, an denen die Kinder sich vom turbulenten Alltag erholen können und einen Rückzugsort in Stresssituationen haben. Es bietet sich an, einen Raum (bei mangelndem Platzangebot zumindest einen Eckbereich, z. B. durch Stellwände oder Paravents abgetrennt) als Ruheort einzurichten. Das Aquarium sollte nicht einfach lieblos im Raum stehen. Abdunkelnde Vorhänge erzeugen eine kuschelige Atmosphäre und verhindern gleichzeitig starkes Algenwachstum durch Sonneneinstrahlung. Ein bequemes Sofa, Sessel oder Liegematten laden ebenfalls zum Ausruhen ein. Man sollte in der Praxis darauf achten, dass der Raum nie von zu vielen Kindern oder Jugendlichen gleichzeitig genutzt wird. Zum einen wegen der Lautstärke, aber auch um zu verhindern, dass Erschütterungen und Stöße den Fischen Stress verursachen.

Neben Decken und Kissen können Lichterketten, Wassersäulen, selbst gemalte Meeresbilder und passende Dekogegenstände viel zur Gemütlichkeit beitragen. Eine kleine Sandkiste, in der sich verschiedene Muschelarten verbergen, lädt zum Entdecken und zur ruhigen Beschäftigung ein. Zum Vor- oder Selbstlesen können verschiedene Bücher rund um das Thema Fische angeboten werden.

Idealerweise sind die Kinder und Jugendlichen an der Gestaltung und Einrichtung des Raumes sowie des Aquariums beteiligt. Spielerisch können sie so ein breites Fachwissen über die Tiere erwerben, ihre Kreativität ausleben und ihre Motorik schulen. Letztendlich ist ein Aquarium selbst ein lebendiges Bild. Im Rahmen der „Bildbetrachtung" können die Kinder und Jugendlichen ihre Eindrücke und Wahrnehmungen interpretieren, austauschen und darüber miteinander ins Gespräch kommen.

Das Aquarium regt die Kreativität an. Die Kinder und Jugendlichen können im Rahmen der Interventionseinheiten mit Finger-, Wasser- oder Acrylfarben Bilder rund um die Themen Fische, Meer und Wasser gestalten. Auch Collagen, angefertigt mit echtem Sand und Muscheln, gelingen schon den Kleinsten gut. Für Ältere empfiehlt sich die Anwendung der neuartigen Pouring-Technik. Das Buch *Pouring Art* von Lars Runge aus dem EMF Verlag liefert unter anderem mit Video-Tutorials Einblicke in diese spannende Kunstform. Per Zufallsergebnis gestalten die Kinder die Farben des Meeres und bekommen schnell wunderbare künstlerische Ergebnisse.

Des Weiteren können in unterschiedlichsten Schwierigkeitsgraden und mit verschiedenen Materialien wie Tonkarton, Upcycling-Mülltüten, lufttrocknender Modelliermasse, Papptellern oder Krepppapier Tiere aus dem Meer gestaltet werden (s. die entsprechenden Links unter dem Abschnitt „Weitere Empfehlungen").

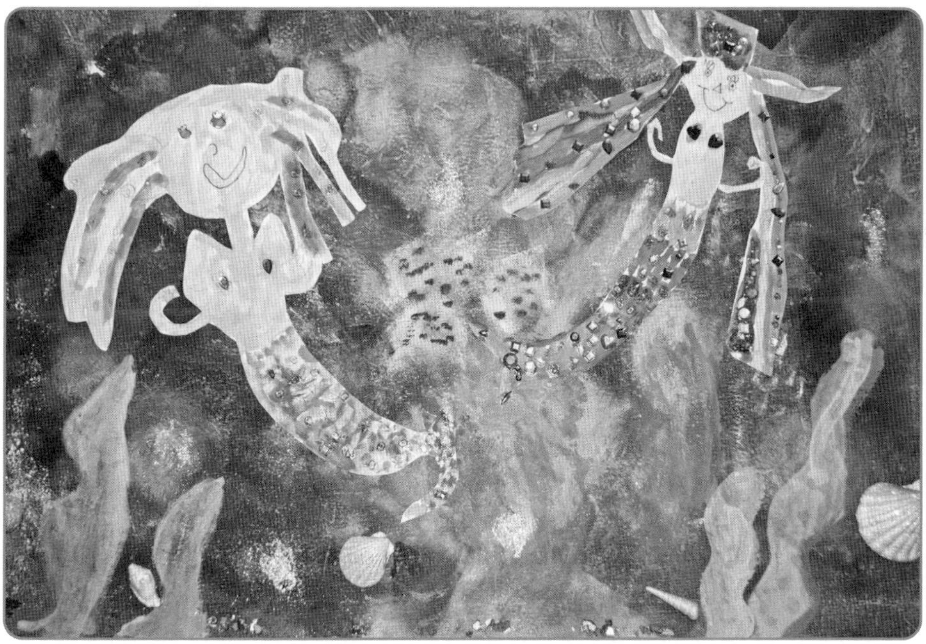

Abbildung 4.8: Im Rahmen der Interventionseinheiten können mit Finger-, Wasser- oder Acrylfarben Bilder rund um die Themen Fische, Meer und Wasser entstehen

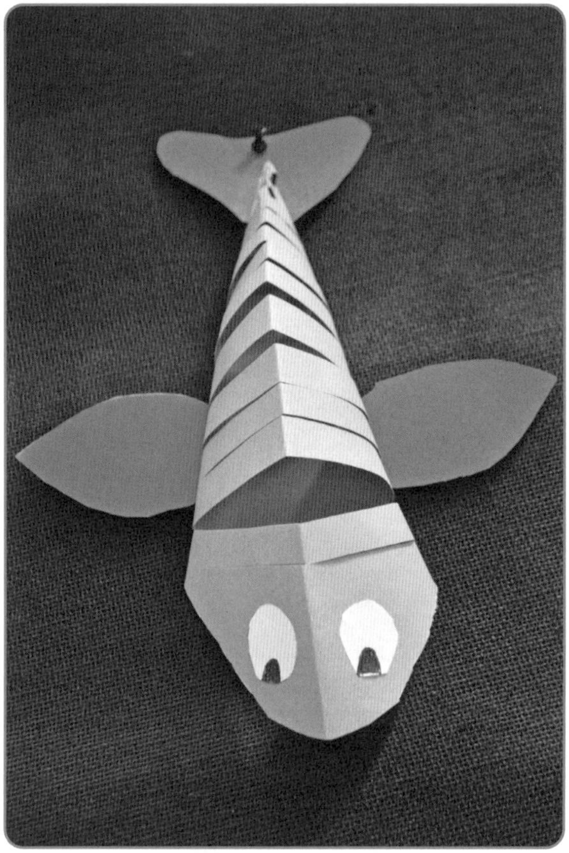

Abbildung 4.9: Aus den verschiedensten Materialien können Tiere aus dem Meer gestaltet werden (Anleitung: ↗ http://krokotak.com/2016/07/moving-fish)

Die Expertengruppe

Die Kinder und Jugendlichen erstellen Wissensplakate und werden dadurch zu „Fischexperten“. Sie drucken Fotos von den im Aquarium vorkommenden Fischarten aus und kleben sie auf große DIN-A3-Papiere. Rundherum können sie Informationen zur jeweiligen Art platzieren. Ihr Wissen können sie aus Büchern oder aus dem Internet beziehen und dazu recherchieren. Auch Vorschulkinder können sich durchaus schon die Artennamen und den ursprünglichen Lebensraum sowie das jeweilige Alter der vorhandenen Fische merken. Ältere dürfen noch mehr in die Tiefe forschen, bis hin zu den erforderlichen Wasserparametern, ihrer Bedeutung und den lateinischen Namen der Fische.

Mit der „Expertengruppe“ können Experimente rund um das Thema Wasser durchgeführt werden. Dies fördert die Wahrnehmungs- und Interpretationsfähigkeit. Hier kann man sehr gut den verschiedensten Fragen nachspüren, wie z. B.: „Was ist der Unterschied zwischen Süß- und Salzwasser?“ oder „Warum friert das Meer nicht zu?“. Die Kinder können Wasserproben nehmen und auswerten. Auch hier variieren je nach Alter die Anforderungen und die daraus folgenden Erklärungen. Auf den Internetseiten „Nela forscht“ und „Schule & Familie“ werden Experimente rund um das Thema vorgestellt und erklärt (s. „Weitere Online-Ressourcen“ im Anhang).

Die „Expertengruppe“ sollte aktiv an der Versorgung der Tiere beteiligt sein. Dem Alter angemessen wird ein Plan für die anfallenden Tätigkeiten erstellt und eingetragen, wann welche Arbeit erledigt wurde. Wie zuvor bereits erwähnt, sollte die Fütterung jedoch nicht alleine erfolgen, da die Kinder es mit der Menge häufig zu gut meinen und die Tiere überfüttern. Alternativ kann aber auch eine Messhilfe bei der richtigen Dosierung helfen. Die Tätigkeiten müssen zwar unter Aufsicht erfolgen, doch sollte es Sinn und Zweck des Planes sein, dass die Kinder selbstständig an die Versorgung denken und somit Verantwortung übernehmen.

Einsatz des Buches *Heute bin ich* von Mies van Hout

Das wunderbare Buch der niederländischen Autorin Mies van Hout *Heute bin ich* (2012) bietet sich hervorragend an, um die Empathie der Kinder anzuregen. In diesem Buch drückt jeder Fisch ein anderes Gefühl aus. Einer ist zornig, einer neugierig, wieder ein anderer gelangweilt oder fröhlich. Die Kinder können sich mit den Fragen beschäftigen „Welcher Fisch bin ich denn heute?“ und „Welche Farben würde ich verwenden, um dieses Gefühl auszudrücken?“. Die ausgedachten ICH-Fische können direkt auf schwarzen Tonkarton mit farbigen bunten Kreidestiften im Stil von Mies van Hout gemalt werden. Wenn es die Situation ergibt, können die Kinder und Jugendlichen über ihr Bild miteinander ins Gespräch kommen und versuchen, die Gefühle des / der anderen zu erraten bzw. zu erspüren. In dem Blogbeitrag „Bunte Fische: Hommage an Mies van Hout“ auf der Webseite „Schön.ink“ bekommt man einen sehr guten Eindruck, wie man die Buchideen kreativ umsetzen kann (s. „Weitere Online-Ressourcen“ im Anhang).

4.2.4 *Weitere Empfehlungen*

Zum Basteln

Bastelideen und -anleitungen mit Tonkarton:
↗ http://krokotak.com/2016/07/moving-fish

Basteln mit Upcycling-Mülltüten (englische Webseite):
↗ https://littlestarslearning.blogspot.com/2012/07/jellyfish-from-trash-liners.html

Fische basteln aus Papptellern: ↗ https://www.kinderspiele-welt.de/basteln-und-werkeln/basteln-farben/fische-basteln.html

Ideen rund um das Buch *Der Regenbogenfisch* von Marcus Pfister (2011) unter:
↗ https://littleredtemptations.com/tag/salzteig

Bücher

Aquarien-Fibel für Kids von Alexandra Behrendt (2017)

Mein erstes Aquarium – Aquaristik-Tagebuch für Kinder von Weißhirsch Aquarium Logbooks (2020)

Fische Fische überall von Britta Teckentrup (2019)

Was lebt im großen tiefen Blau? von Yuval Zommer (2019)

4.3 Beobachtung von Tieren in freier Natur

INFOBOX

- Themenwahl abhängig vom umgebenden Lebensraum
- Arbeiten mit dem Jahreszeitenzyklus
- Flexible zeitliche Umsetzung
- Keine dauerhafte Tierhaltung erforderlich
- Keine bis geringe Kosten

Naturbeobachtungen im Rahmen der tiergestützten Arbeit sind stets eng verknüpft mit dem Erleben der Jahreszeiten. Beobachtungen von Tieren in der freien Natur sind demnach immer ganzheitliche Prozesse mit dem Kreislauf der Natur, die dadurch eine Vielzahl an Lernthemen in den Bereichen der Umwelt- und Naturpädagogik bereithalten.

Im Rahmen der tiergestützten Arbeit haben die Naturbeobachtungen von heimischen Tierarten zudem mehrere praktische Vorteile, weswegen sie sich gerade auch für Einrichtungen eignen, die wenig oder kaum zusätzliche Raum- und Zeitkapazitäten für den tiergestützten Einsatz frei haben:

- Es entstehen keine zusätzlichen Kosten durch die Tierhaltung.
- Es muss keine Versorgung für die Ferien oder Wochenenden organisiert werden.
- Zusätzliche Genehmigungen oder ein erweiterter Versicherungsschutz sind nicht erforderlich.
- Das Projekt kann jederzeit unproblematisch beendet werden.
- Es gibt nur sehr wenige gesundheitliche Kontraindikationen.
- Der Zeit- und Arbeitsaufwand ist gering und die Projekte sind kurzfristig planbar.

In diesem Kapitel stellen wir nur einige der Möglichkeiten zur Naturbeobachtung mit Tieren vor. Diese können selbstverständlich beliebig und kreativ erweitert werden. Die Themenwahl ist abhängig von den lokalen Gegebenheiten. So können zum Beispiel Reptilien- oder Fledermausarten in manchen Gegenden vielfach beobachtet werden und in anderen gar nicht. Darum versuchen wir, mit den vorgestellten Ideen lediglich Anregungen zu schaffen, die vielerorts durchführbar sind.

Im Rahmen dieser Art der tiergestützten Arbeit werden in der Regel bei den Mensch-Tier-Kontakten keine emotionalen Bindungen aufgebaut. Trotzdem sollte man den positiven Nutzen nicht unterschätzen. In der Natur wird die Stressbelastung der Kinder und Jugendlichen deutlich gesenkt. Die Bewegung in der Natur und die Wahrnehmung von Außenreizen beinhalten ein großes Potenzial, Probleme leicht und spielerisch anzugehen. Die Ruhe und die Atmosphäre der Natur können zu positiven Synergien führen, wie zum Beispiel zu mehr Gesprächsbereitschaft, Unbefangenheit, Rücksichtnahme (Achtung auch vor den kleinsten Lebewesen) sowie der Förderung von Lerninteressen.

4.3.1 Hedonisches Budget

Man könnte einwenden, dass das hedonische Budget in dem Moment nicht weiter von Bedeutung ist, wenn die Tiere nicht als Haustiere gehalten werden, in der freien Natur leben und somit nicht versorgt werden müssen. Dies stimmt so jedoch nicht. Die hedonischen Bedürfnisse eines jeden Tieres, das beobachtet wird, sollten immer zusammen mit den Kindern und Jugendlichen erarbeitet und besprochen werden. Nur so bekommen sie ein Gespür für den richtigen Umgang mit den Tieren und der Natur. Ohne dieses Wissen können die später gemachten Beobachtungen nicht wirkungsvoll analysiert und erklärt werden. Fragen wie: „Welcher Garten ist bienenfreundlich und warum?", „Warum fliegen die Wildgänse im Winter fort?" oder „Warum sind manche Schmetterlingsarten fast ausgestorben?" kann ich nur beantworten, wenn ich über die Bedeutung verschiedener Natur- und Umweltgegebenheiten sowie die Grundbedürfnisse der Tierarten Bescheid weiß.

Besprochen werden können und sollten somit auch bei frei lebenden Tieren Themen wie Bedingungen an die jeweiligen Lebensräume, Ernährung oder Fortpflanzungszyklen.

Allergien, insbesondere bei Bienen- und Wespenstichen, müssen vorab geklärt werden.

Zoonosen

Übertragungswege: Variieren je nach Tierart: Tier-Tier-Mensch (Kontakt), Mensch-Tier-Mensch (Kontakt), Tier-Vektor-Mensch (Stich, Biss), Tier-Wasser-Mensch (Wunden, enteral)

Auch bei den wild lebenden Tieren gibt es Erkrankungen, die von Mensch zu Tier oder auch von Tier zu Mensch übertragen werden. Bis auf sehr wenige Ausnahmen setzt dies jedoch immer den direkten Tierkontakt oder den Kontakt mit hinterlassenen Exkrementen voraus. Darum gilt es, beides im Rahmen der tiergestützten Arbeit zu vermeiden, da Erkrankungen der wild lebenden Tiere vorab nie ausgeschlossen werden können.

Verletzungen und Krankheitsübertragungen durch Stiche oder Bisse von Insekten und Parasiten (z. B. Borreliose-Übertragung durch Zecken) können bei einem Aufenthalt in der freien Natur leider nie ganz ausgeschlossen werden. Vorbeugend können schützende Kleidung und Abwehrsprays (Achtung: Nur welche verwenden, die für den Gebrauch am eigenen Körper geeignet sind!) eingesetzt werden. Insekten können Zwischenwirte bei der Übertragung von Zoonosen sein.

Direkte Mensch-Tier-Kontakte sind bei Wildtieren zu vermeiden; sollte ein Kontakt mit Hinterlassenschaften (z. B. Federn, Fellresten, Eierschalen usw.) erfolgen, sollten vorsorglich Handschuhe getragen oder die Hände anschließend gewaschen und desinfiziert werden.

4.3.2 Aus der Praxis

Unabhängig davon, für welche Tierart man sich im Rahmen der Beobachtungen entscheidet, vor dem Gang in die Natur gilt es einige Dinge zu besprechen und zu klären.

Ausrüstung und Kleidung:
Eigentlich ist eine dem Wetter angepasste Kleidung selbstverständlich. In der Praxis zeigt sich jedoch, dass eine vorherige Klärung, welche Kleidung geeignet ist und welche nicht, sehr individuell gesehen werden kann. So kann eine steinige Wanderung in Flip-Flops oder Sandalen schon gleich zu Beginn scheitern und die Freude nehmen. In zeckenreichen Gebieten sollte auf lange Hosen sowie feste, hohe Schuhe hingewiesen werden. Gummistiefel und Ersatzsocken sind hilfreich, wenn man in und an ein Gewässer möchte. Ebenso ist Sonnenschutz in Form von Kopfbedeckung und Sonnencreme im Frühjahr und Sommer unerlässlich.

Regeln in der Natur: Den Kindern und Jugendlichen sollten einige allgemeingültige Regeln unbedingt vorab nahegelegt werden. So wird selbstverständlich kein Müll zurückgelassen. Von Brut- und Ruhestätten der Tiere gilt es, gebührend Abstand zu halten sowie sich leise und umsichtig zu verhalten.

Essen und Trinken: Vor allem bei den Insektenbeobachtungen im Sommer sollte auf süße Speisen und Getränke verzichtet werden. Dadurch kann die Gefahr von Stichen minimiert werden.

Verhalten: Wie kann ich mich verhalten, wenn ich Tiere beobachten und nicht verschrecken will? An welchen Plätzen finde ich die Tiere in der freien Natur überhaupt? Um diese Fragen vorab klären zu können, sollte das hedonische Budget der gewählten Tierart mit den Kindern besprochen werden.

4.3.3 Gestaltungsideen von Interventionseinheiten

Wer fliegt denn dort? – Heimische Wildvogelarten und ihre Lebensweise

Zugegeben, das Thema „Wildvogelarten" hat schon so einige Schulprojektwochen in den letzten Jahrzehnten durchlaufen und wirkt vielleicht auf den ein oder anderen etwas verbraucht. In Zeiten des globalen Klimawandels erscheint dieses Thema jedoch aktueller denn je. Das Verhalten der Zugvögel ändert sich je nach Vogelart zurzeit jährlich, und der Nahrungsmangel durch das voranschreitende Insektensterben führt zu einer lebensbedrohenden Situation für viele Vögel. Umso wichtiger ist es, den Fokus auf die uns umgebende Vielfalt an Vögeln und ihre Bedürfnisse zu richten.

Um die heimischen Vogelarten besser kennenlernen und bestimmen zu können, empfehlen wir die Internetseite des Deutschen Naturschutzbundes (NABU). Unter der Rubrik „Tiere & Pflanzen" gibt es eine Seite über heimische Wildvögel. Dort werden nicht nur die am häufigsten vorkommenden Garten- und Zugvogelarten beschrieben, sondern auch Informationen über Nistkästen, vogelfreundliche Gärten und Nahrungsangebote weitergegeben. Dazu gibt es ein Quiz rund um das Thema „Zugvögel". Einen Anreiz, die verschiedenen Arten zu erlernen, bietet das Mitmachen bei den NABU-Projekten „Birdwatch – Gemeinsam Zugvögel beobachten" und „Die Stunde der Gartenvögel – Die große Vogelzählung". Über den NABU-Shop können vielfältige Informationsmaterialien, zum Teil kostenfrei, bestellt werden. Ältere Kinder können sich die dort kostenlos verfügbare App „Vogelwelten" auf ihr Handy herunterladen.

Je nach Alter und Entwicklungsstand sollte man mit einigen wenigen Arten bis hin zu einer reichen Artenvielfalt agieren. Wichtig ist es, die Kinder nicht mit zu vielen Informationen auf einmal zu überladen, damit die Freude an der eigentlichen Tierbeobachtung nicht einem erdrückenden Lerngefühl zum Opfer fällt. Alternativ kann auch anstelle der reinen Wissensvermittlung die soziale Interaktion der Tiere beobachtet und besprochen werden oder jene zumindest ergänzen. Die Vögel können sowohl an eingerichteten Futterstellen als auch während einer Exkursion beobachtet werden.

In den Praxiseinheiten können mit den Kindern und Jugendlichen Futterstellen und Nistkästen gebaut werden, was die motorische Geschicklichkeit fördert. Im Internet sind zahlreiche Anleitungen und kreative Bauvorschläge zu finden.

Sowohl für Kinder als auch Jugendliche bietet sich das Thema „Vögel“ zur Förderung der akustischen Wahrnehmung an. So kann beispielsweise ein kleiner Wettbewerb inszeniert werden, in dem die Kinder schnellstmöglich erraten, welche Vogelstimme gerade von der CD vorgespielt wird, oder die Stimmen werden mit der eigenen imitiert und dann erraten. In dem Buch von Andrea Köhrsen und Jean Roché *Wer singt denn da?* (2017, Kosmos Verlag) ist eine Audio CD enthalten, auf der die Gesänge 25 heimischer Vogelarten vorgestellt werden.

Neben den naturwissenschaftlichen Möglichkeiten, sich mit dem Wildvogel-Thema auseinanderzusetzen, gibt es noch eine sozial-emotionale Herangehensweise, die sich je nach Zielsetzung vor allem auch für Jugendliche sehr gut eignet. Wer sich dem Thema „Vögel” nähert, kommt an dem Thema „Fliegen“ nicht vorbei. Das bekannte, John Lennon zugeschriebene Zitat „Zahme Vögel singen von Freiheit. Wilde Vögel fliegen.“, ist nur eines von unzähligen Beispielen in der Literatur und in der Musik, welches sich mit der Symbolik des Fliegens auseinandersetzt. Gemeinsam können weitere Liedtexte und Zitate gesucht und verglichen werden. Man kann dabei dem uralten Traum der Menschheit vom Fliegen nachgehen und der dahinterstehenden Frage nach dem Warum. Dies ermöglicht auch einen technischen Ansatz, angefangen bei den Flugapparaten Leonardo da Vincis, der sich den Vogelflug als Vorbild nahm. Demzufolge können im Zusammenhang mit dem Thema „Vögel“ eigene Flugapparate entworfen oder Gedichte und Lieder geschrieben werden, die die Kreativität fördern und zugleich eine Möglichkeit darstellen, Emotionen in kreativen Prozessen zu verarbeiten.

In der Buchreihe *Little People, Big Dreams* vom Insel Verlag gibt es eine Ausgabe über Amelia Earhart, der es als erste Pilotin in der Weltgeschichte gelang, den Atlantik zu überqueren. Die Buchreihe stellt auf wunderbare Art dar, wie beeindruckende Lebensgeschichten mit einem kleinen Traum begannen und man mit dem Glauben an sich selbst große Dinge erreicht. Die Bücher sind auch für jüngere Kinder ab dem Grundschulalter gut verständlich aufgebaut und nachvollziehbar.

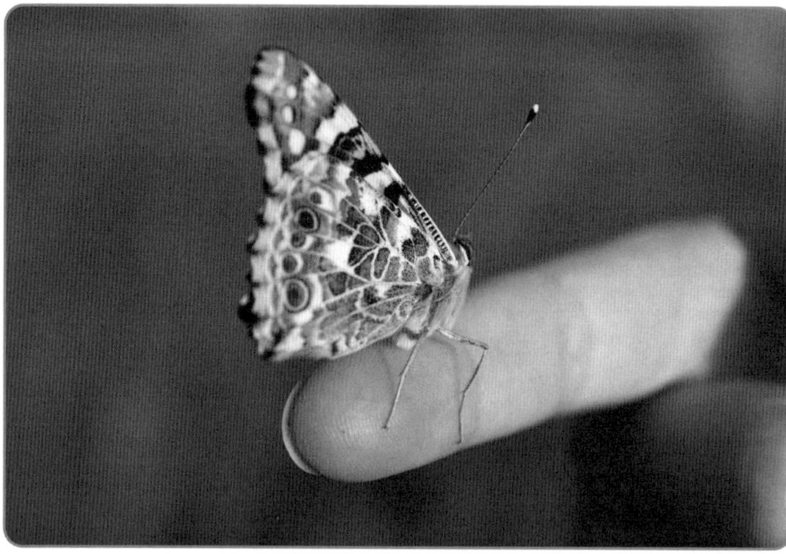

Abbildung 4.10: Naturbeobachtung: Distelfalter *(Vanessa cardui)*

Die Entwicklung der Schmetterlinge

Schmetterlinge sind schön, schillernd und versprühen ein Gefühl von Leichtigkeit – verbinden wir sie doch automatisch mit Frühling, Sommer und blühenden Wiesen. Doch hinter diesen zarten Geschöpfen steckt viel mehr. Wenige Menschen setzen sich mit dem Vorstadium des Schmetterlings, der Raupe, auseinander. Schmetterlinge sind darum eng verbunden mit dem Begriff der Metamorphose. Aus den Raupen werden wunderschöne Flugkörper. Für den tiergestützten Einsatz ergeben sich daraus mehrere Ansätze:

Erleben, wie Schmetterlinge entstehen

Über verschiedene Anbieter ist es möglich, im Internet Raupen zu bestellen. In der Regel handelt es sich hierbei um Distelfalter. Die Zucht ist unkompliziert. In einem mitgelieferten Habitat kann beobachtet werden, wie die Raupen wachsen, sich verpuppen und als Schmetterlinge schlüpfen. Im gesicherten Rahmen ist dieses Projekt sowohl für Kindergartenkinder als auch Jugendliche spannend und interessant. Die geschlüpften Falter können noch ein bis zwei Tage in dem Habitat beobachtet werden, bevor man sie selbstverständlich in die Freiheit entlässt. Ein kleines Abschiedsfest in Verbindung mit dem Freiflug ist eine schöne Möglichkeit, das Projekt abzuschließen. Bei der Bestellung der Raupen muss unbedingt auf die passende Jahreszeit (später Frühling / Sommer) geachtet werden, damit noch genug Nahrung in der Natur zu finden ist. In der Regel dauert es bis zum Verpuppen der Raupen ein bis zwei Wochen und noch einmal in etwa die gleiche Zeit bis zum Schlupf. Zur Erinnerung können die Kinder auf Papptellern oder Unterlagen die beobachteten Entwicklungsstadien plastisch gestalten (s.u. „Weitere Empfehlungen“) und somit auch eine Art „Schlupfkalender“ erstellen.

Eine sehr schöne Ergänzung zu dem Projekt ist das Buch *Das wundersame Leben der Schmetterlinge* (2017) von Dianna Hutts Aston. Das Buch zeigt die Schmetterlinge als Verwandlungskünstler und informiert über viele ihrer Besonderheiten. Für die Jüngsten im Kindergarten- und Vorschulalter bietet sich das altbewährte Kinderbuch *Die kleine Raupe Nimmersatt* von Eric Carle aus dem Gerstenberg Verlag an. Mit Fingerfarbe, Eierkartons oder Stempeln können die Kleinen die Raupe zur Erinnerung an das Projekt selbst anfertigen.

Der Schmetterlingsgarten

Wer in der glücklichen Lage ist, ein Außengelände zu haben, kann mit den Kindern und Jugendlichen einen kleinen Schmetterlingsgarten anlegen, in dem dann hoffentlich zukünftig verschiedene Exemplare beobachtet werden können. Vorab gilt es gemeinsam zu klären, welche Blumen bzw. Pflanzen von Schmetterlingen bevorzugt und benötigt werden. Sollte es leider keine Erlaubnis geben, das Gelände dauerhaft umgestalten zu dürfen, gedeihen einige Sorten auch in Töpfen und Kübeln. Idealerweise wird es im Zusammenhang mit einem bienenfreundlichen Garten angelegt (s. den nachfolgenden Abschnitt). Neben der Bepflanzung können Schmetterlingshäuser gebaut werden, die (ähnlich wie das bekannte Bienenhotel) Schutz vor Wind und Wetter bieten. Bausätze und -anleitungen finden sich im Internet.

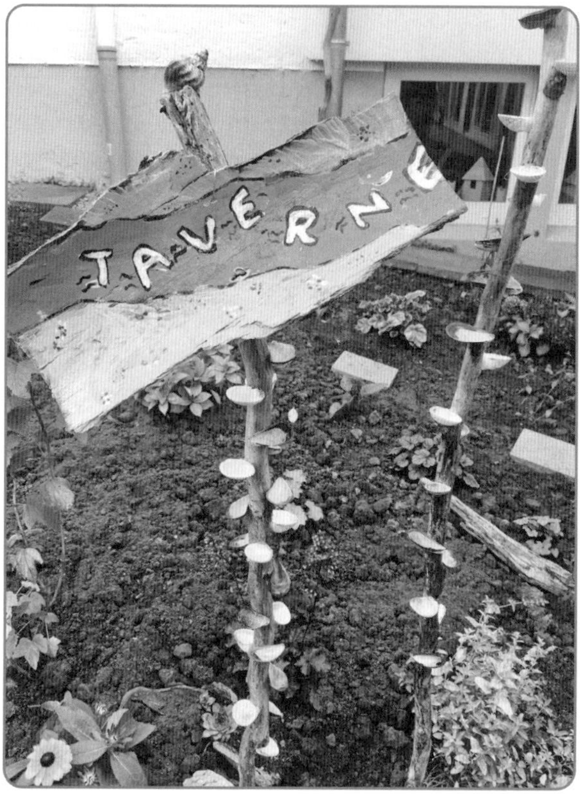

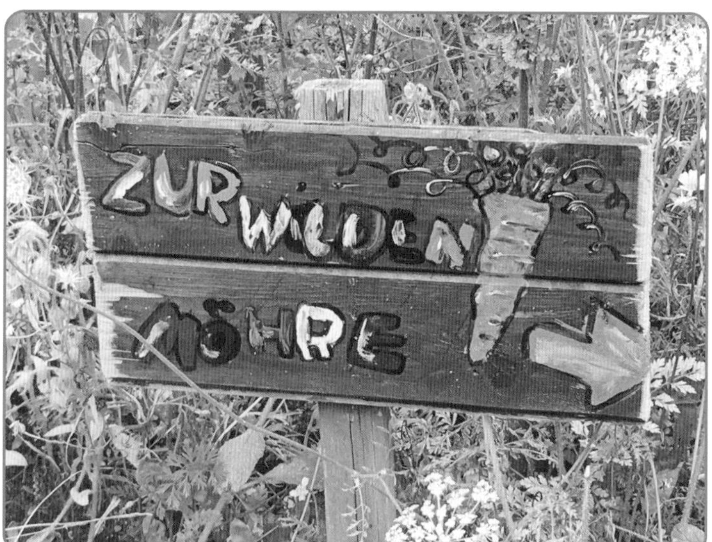

Abbildung 4.11 und 4.12: Gemeinsam Natur erleben und gestalten

Die Metamorphose und der Schmetterlingseffekt

Das Wort „Metamorphose" kommt aus dem Griechischen und bedeutet so viel wie „Umgestaltung, Verwandlung, Umwandlung". Im therapeutischen und pädagogischen Bereich begegnen uns immer wieder Kinder und Jugendliche, die aus den verschiedensten Gründen gerne eine solche „Metamorphose" durchmachen würden. Gerade im Entwicklungsprozess der Schmetterlinge steckt daher eine tiefe Symbolik im Prozess der Verpuppung und der damit verbundenen Verwandlung. Es sprengt den Rahmen dieser Praxisideen, alle möglichen pädagogischen Herangehensweisen darzustellen, die sich aus der Thematik ergeben. Letztendlich drehen sich alle Punkte um die Annahme des eigenen Ichs und um die Möglichkeit der eigenen Veränderung.

Dazu passt auch der sogenannte „Schmetterlingseffekt" – kleine Ursache, große Wirkung –, der in dem Zusammenhang mit eingebunden werden kann. Erklärende Videos finden sich vor allem für Ältere auf einigen YouTube-Kanälen. Kinder im Grundschulalter finden eine passende, altersgerechte Version auf der Internetseite des Kinder-WDR. Gerade für die pädagogische Arbeit ergeben sich hieraus zahlreiche Gesprächsthemen, die im sozialen Lernen eingebracht werden können.

Wer in diesem Sinne bei dem Naturthema bleiben möchte, findet in dem Buch *Der Dominoeffekt oder Die unsichtbaren Fäden der Natur* von Gianumberto Accinelli (2017) ein hilfreiches Handwerkszeug, das mit wunderschönen Illustrationen darstellt, wie empfindlich die Abläufe in der Natur aufeinander abgestimmt sind und wie auch wir sie beeinflussen.

Leben und Verhalten von Bienen

Das soziale Leben der Bienen und deren sehr komplexe Verhaltensweisen bieten ein großes Beobachtungsspektrum sowohl in naturwissenschaftlicher als auch in sozialer Hinsicht. Vorschläge für Themen und Projekte sind:

Die Zusammenarbeit mit einem ortsansässigen Imker

In ländlichen Regionen ist es fast immer möglich, nahe lebende Hobbyimker zu finden, die den Kindern ihre Arbeit und das Leben der Bienen näherbringen können. Eine Übersicht der Mitgliederverbände des Deutschen Imkerbundes findet sich auf dessen Internetseite. Über diese Seite gelangt man auch zum Onlineshop des Imkerbundes. Dort können Informations- und Schulungsmaterialien für Kinder bestellt werden. Ebenfalls empfehlenswert ist das Projekt „Bienen machen Schule" (s. „Weitere Online-Ressourcen" im Anhang), welches Imker und Pädagogen zusammenbringt. Manchen Einrichtungen ist es gelungen, in Begleitung eines professionellen Imkers eine Bienen-AG einzurichten. Neben der Versorgung der Tiere sind die Kinder und Jugendlichen mit an der Herstellung sowie dem Verkauf des Honigs beteiligt. Dieses Projekt ist jedoch sehr zeitaufwendig und eignet sich eher für Jugendliche. Jüngere Kinder finden Gefallen an einer Imkereibesichtigung, die man gut an einem Tag durchführen kann. Der Imker oder die Imkerin erzählt dabei von der Lebensweise der Bienen und zeigt Kästen, Waben, Schutzausrüstungen sowie alles, was zur Honigherstellung benötigt wird.

Der Bienengarten

Wie schon zuvor beim Schmetterlingsgarten ist es eine wundervolle Idee, einen Bienen- bzw. einen eigenen Insektengarten anzulegen. Über das Bildungsprojekt Bienenretter können Saatgutmischungen bestellt werden. Auf der betreffenden Webseite finden sich unter anderem zusätzliche Informationen, wie man den Bienen helfen kann oder Bienenhotels und Beobachtungskästen baut. Kitas, Schulen, Bildungseinrichtungen, Betreuungseinrichtungen jeden Alters, Einrichtungen und Praxen des Gesundheits- und Rettungswesens können dort Materialien zum Teil kostenfrei bestellen. Die kreative Gestaltung sollte sich nicht nur auf die Bepflanzung konzentrieren. Gemeinsam können für die Kübel und Beete z. B. zusätzlich liebevoll Schilder und Insektentränken gestaltet werden (s. Abbildung 4.11 und 4.12).

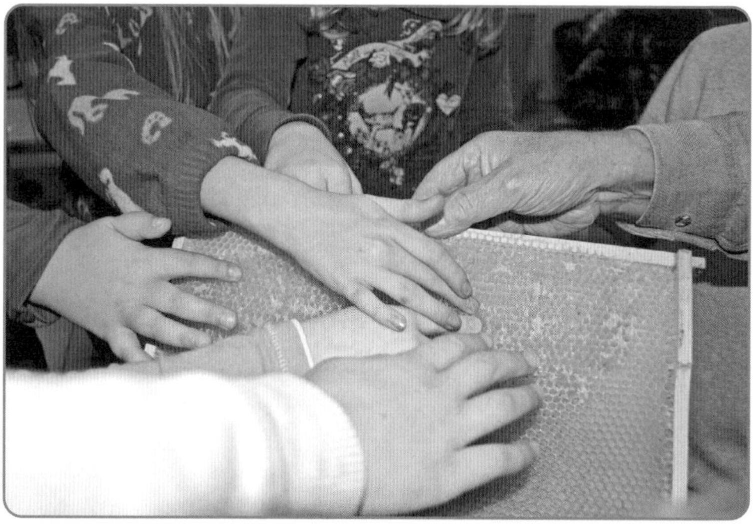

Abbildung 4.13: Natur zum Sehen und Anfassen: Bienenwaben

Das soziale Leben der Bienen

Staaten, Völker, Königinnen, Arbeiterinnen, Wächterinnen, Vertreibung, Kampf, Gift, Tanzrituale, Rekordarbeiten – was klingt wie eine Besetzung und Handlung aus einem historischen Film, ist der Alltag unserer Bienen. Arbeiten und Tagesabläufe sind bis auf das kleinste Detail organisiert und strukturiert. Man nehme als Beispiel nur die Putz-, Ammen- oder Baubienen. Dieses komplexe Verhalten und System übt eine Faszination auf alle Altersstufen aus. Im Multimedia-Bereich von „Planet Schule" des SWR und WDR finden sich lehrreiche interaktive Animationsvideos zum Verhalten der Bienen, die sowohl vom Computer als auch vom Tablet aus bedient werden können. Aus dem sozialen Leben der Bienen ergeben sich viele Möglichkeiten, mit den Kindern und Jugendlichen pädagogische Projekte zu gestalten. Eher lustig ist da das Einüben des Bienentanzes (Schwänzeltanz). Ernster wird es, wenn es um die Verteidigung des Bienenstockes geht und die Bienen ihr Leben für ihr Volk geben. Dazu ist es spannend, in selbst gestaltete Kostüme zu schlüpfen und bestimmte Aufgaben im Bienenstaat als Rollenspiel nachzustellen oder vielleicht sogar als kleines Theaterstück auf die Bühne zu bringen. Der Deutsche Theaterverlag bietet auf seiner Internetseite das Stück „Die Biene, die ein Schmetterling sein wollte" als Bestellset an.

4.3.4 *Weitere Empfehlungen*

Basteln und Spielen

Feuerland Spiele, Kennerspiel des Jahres 2019: „Flügelschlag" von E. Hargrave, E. (ab 10 Jahre)

moses Naturquiz: „Expedition Natur – 50 heimische Schmetterlinge" von C. von Kessel, C. (ab 6 Jahre)

Deutscher Theaterverlag: „Die Biene, die ein Schmetterling sein wollte";
↗ https://www.dtver.de/de/theater/index/product/product_id/10085

Lehrermarktplatz, „Materialpaket Lebenszyklus Schmetterling":
↗ https://lehrermarktplatz.de/material/152958/lebenszyklus-schmetterling-materialpaket-merkheft-tafelmaterial-drehrad

Grundschule und Basteln „Wiese: Lapbook Biene":
↗ https://www.grundschuleundbasteln.de/2019/07/13/wiese-lapbook-biene/

Bastelanleitung Geolino „Wir bauen" Insektendosen: ↗ https://www.geo.de/geolino/basteln/21688-rtkl-bunte-nisthilfen-wir-bauen-insekten-dosen

Familie und mehr: Bastelanleitung Schlupfkalender von Schmetterlingsraupen:
↗ https://familieundmehr.blogspot.com/2017/03/schmetterling.html

Bücher und weiteres Informationsmaterial

Das wundersame Leben der Bienen von Jack Guichard & Carole Xénard (2020)

Vögel, Flugkunst, Federkleid von Yuval Zommer (2021)

Vom WWF Deutschland: Handbuch *Natur verbindet* (2020) mit vielen Spielen, Übungen und Aktivitäten wie Schatzsuche im Wald, Feuer machen, Spuren lesen, Baumkunde, Vogelkunde und Vogelsprache, Pflanzenkunde u. v. m.; zu bestellen oder als PDF-Download unter: ↗ https://www.wwf.de/aktiv-werden/bildungsarbeit-lehrerservice/natur-verbindet/handbuch-natur-verbindet

Weitere Materialien wie Baumentdecker-Set, Bodenentdecker-Set, Jahreszeitenentdecker und Informationen unter: ↗ https://www.wwf.de/aktiv-werden/bildungsarbeit-lehrerservice

4.4 Hunde

INFOBOX

- Ca. 800 Rassen weltweit
- Lebenserwartung: 9–15 Jahre
- Tragzeit: 63–65 Tage, 3–12 Jungtiere
- Fleisch-Allesfresser
- Meldepflicht in manchen Bundesländern
- Steuerpflicht als Hundehalter

Seit vielen tausend Jahren wird der Hund bereits als Haustier gehalten. Er gehört zur Familie der sogenannten Caniden. Zu diesen zählen Füchse, Schakale, Kojoten und Wölfe. Ursprünglich stammt der heutige Haushund vom Wolf ab, ist aber in der heutigen Zuchtform nicht mehr mit diesem in Verhalten und Ansprüchen vergleichbar. Man geht mittlerweile davon aus, dass sich der Wolf schon vor über hunderttausend Jahren dem Menschen angeschlossen und damit die Entwicklung vom Wolf zum Hund begonnen hat. Hunde unterstützten uns als Helfer bei der Jagd, als Zugtiere, als Wach- und Hütehunde und sogar im Krieg. In der heutigen Zeit hat sich ihr Einsatzgebiet erweitert. Sie ergänzen uns Menschen in weiteren Bereichen und Funktionen: als Polizeihunde, Suchhunde, Rettungshunde, Assistenz- und Blindenhunde, Hunde, die bei Krankheiten ihre Besitzer warnen, etwa bei Diabetes oder Epilepsie. Manche Hunderassen sind auch sehr gut für den Hundesport geeignet, zum Beispiel Dog Dance, Hunde-Agility oder Hunde-Zugsport. Der Hund wurde zudem immer mehr zum Familienmitglied. Schätzungen zufolge werden mehr als elf Millionen Hunde in Deutschland gehalten.

Mittlerweile gibt es weltweit ca. 800 verschiedene Hunderassen. Viele Rassen sind bereits sehr alt, andere entstanden erst in den letzten Jahrzehnten. Leider gibt es viele sogenannte Qualzuchten unter den Hunderassen, zunehmend beispielsweise extrem kleine Hunde, Rassen mit sehr kleinen und kurzen Köpfen, dementsprechend ohne Nasen oder mit sehr verengten Nasenlöchern. Auch Rassen mit stark faltenbildendem Fell, besonderen Farbschlägen aufgrund von Gendefekten, Nackthunde oder solche mit sich fortsetzenden körperlichen Beschwerden wie Hüftdysplasien sind nicht in dieser Form weiter züchtenswert.

Bei der Auswahl eines Hundes sollte Wert darauf gelegt werden, das Tier entweder von einem seriösen Züchter oder aber aus dem Tierschutz zu erwerben. Im zweiten Fall können Krankheiten oder Probleme natürlich nicht ausgeschlossen werden, auch diese Tiere haben jedoch das Recht auf ein geschütztes Zuhause und können durch einen verantwortungsvollen Halter in der tiergestützten Arbeit eingesetzt werden. Auch kann oft, zumindest bei längerem Aufenthalt im Tierheim, durch das dortige Personal eine Einschätzung über den Charakter und die Stärken und Schwächen des jeweiligen Tieres abgegeben werden.

Je nach Größe unterscheidet sich die Lebenserwartung des Hundes. Tendenziell werden kleinere Rassen älter als große Rassen. Das durchschnittliche Alter variiert zwischen neun und fünfzehn Jahren. Männliche Hunde werden rasseabhängig mit ca. einem Jahr geschlechtsreif, Hündinnen zwischen dem sechsten und zwölften Lebensmonat. Die Paarungszeit ist ganzjährig. Geboren werden in der Regel drei bis zwölf Jungtiere.

Jeder Hund sollte einen Impfausweis besitzen, für Reisen ins Ausland wird zwingend ein EU-Heimtierausweis benötigt. Je nach Bundesland bestehen unterschiedliche Regelungen zur Meldepflicht des Hundes. In einigen Länder ist es verpflichtend, das Tier im Haustierregister anzumelden. Ebenso wird in einigen Bundesländern der Sachkundenachweis zur Haltung des Hundes verlangt. Unabhängig vom Wohnort wird Hundesteuer erhoben, hierzu ist der Hund bei der Gemeinde zu melden. In Einzelfällen sind Hunde im sozialen Einsatz von der Steuer befreit, dies ist individuell zu beantragen. Sehr empfehlenswert ist es, seinen Hund bei Tasso e.V. registrieren zu lassen. Im Falle des Entlaufens unterstützt Tasso bei der Suche und Rückvermittlung des Haustieres.

4.4.1 Hedonisches Budget

Haltungsanforderungen

Der Hund als soziales Rudeltier wünscht sich Gesellschaft in Form sozialen Zusammenlebens mit den Familienmitgliedern im Haus oder in der (geeigneten) Wohnung. Einige besondere Rassen (z. B. Herdenschutzhunde) bevorzugen es, möglichst viel Zeit im Freien zu verbringen. Diese Tiere können in Außenhaltung leben, witterungsgeschützte Hütten und regelmäßigen Sozialkontakt zum Menschen natürlich vorausgesetzt. Hunde benötigen feste Rückzugsorte mit Körbchen, Decke oder auch Kennel. Der Kontakt zu Artgenossen sollte wöchentlich ermöglicht werden, wenn die Haltung als Einzeltier erfolgt. Auslauf und Beschäftigung müssen an die jeweilige Hunderasse, das Alter und den körperlichen Zustand angepasst sein. Pauschal kann man bei einem gesunden, ausgewachsenen Hund ohne Einschränkungen von täglich ca. zwei Stunden Bewegungsbedarf in Form von Spaziergängen ausgehen. Ein Hund sollte nicht zu lange allein gelassen werden (ca. sechs Stunden täglich maximal).

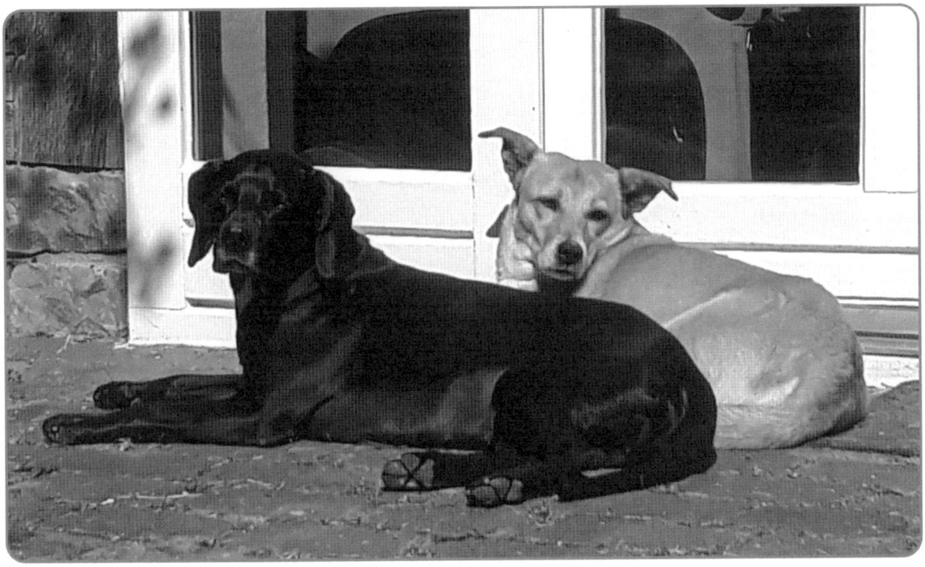

Abbildung 4.14: Hunde sind sehr soziale Lebewesen mit ausgeprägtem Bedürfnis nach inner- sowie zwischenartlicher Gesellschaft

Ernährung

Hunde sind sogenannte Fleisch-Allesfresser (Omnicarnivoren). Geeignet als Futter sind rohes oder gekochtes Fleisch sowie roher oder gekochter Fisch, rohe Knochen, Gemüse, Obst, Reis, Nudeln oder Kartoffeln gekocht sowie Getreideflocken aus beispielsweise Hafer oder Hirse. Am besten enthält das Futter möglichst wenig künstliche Zusatzstoffe. Der Fleischanteil sollte hoch genug und es sollten wenig Füllstoffe wie Mais oder Getreide enthalten sein. Ob man seinen Hund mit Rohfleisch füttern möchte oder doch lieber auf fertige Nass- und Trockenfuttersorten zurückgreift, ist jedem selbst überlassen. Wichtig zu berücksichtigen ist nur die richtige Mischung der einzelnen Bestandteile im Futter.

In den letzten Jahren hat das „Barfen" (nach BARF = Biologisch artgerechte Fütterung) stark an Beliebtheit zugenommen. Hierbei ist zu bedenken, dass diese Art der Fütterung ein Risiko für die Übertragung von Infektionen in Form von Bakterien, Viren und Parasiten durch rohes Fleisch auf Hunde sowie deren Halter und Halterinnen darstellt. Sowohl Salmonellen, Listerien, Campylobacter und Kolibakterium (E. coli) kommen relativ häufig vor und können zu schwerwiegenden Infektionen bei Mensch und Tier führen. Nicht alle Einrichtungen und Veterinärämter erlauben somit die Rohfütterung eines Hundes, der bei tiergestützten Interventionen eingesetzt werden soll. Wer seinen Hund barfen möchte, sollte sich unbedingt umfassend beraten lassen, damit es zu keinen Mangelerscheinungen kommt.

Nicht geeignet sind gewürzte Speisen, Rosinen und Weintrauben, Schokolade und andere Süßigkeiten. Das natürliche Kaubedürfnis des Hundes sollte durch geeignete Kauartikel bedient werden. Frisches Trinkwasser muss selbstverständlich jederzeit zugänglich sein.

Gesundheitsprophylaxe und Hygiene

Nach der „Leitlinie zur Impfung von Kleintieren" (StIKo Vet.) sollten Hunde in Deutschland grundsätzlich gegen Staupe, Parvovirose, Hepatitis contagiosa canis (HCC), Leptospirose und Tollwut geimpft werden. Bei Import aus dem Ausland ist die Impfung gegen Tollwut unerlässlich. Individuell können je nach regionalen Gegebenheiten und / oder Haltungsbedingungen noch weitere Impfungen ratsam sein, wie zum Beispiel gegen Canines Parainfluenzavirus 1, Canines Herpesvirus (CHV-1), Bordetella bronchiseptica, die alle am sogenannten Zwingerhusten-Komplex beteiligt sein können; Borrelia burgdorferi sensu lato, einem Erreger der Lyme-Borreliose bei Hunden; Babesia canis, einer Infektionskrankheit, die zu Anämie führt, sowie gegen Dermatophyten (Fadenpilze) und Mikrosporidien (Parasiten).

Regelmäßig sind die Zähne, Krallen und Ohren zu überprüfen, ebenso die Anal- und Genitalregionen. Die Tierärztliche Vereinigung für Tierschutz e. V. (TVT) empfiehlt bezüglich Endoparasiten Entwurmungen nach Kotuntersuchung zwei- bis sechsmal pro Jahr (zunächst engmaschige Untersuchungen, wenn dabei regelmäßig Parasitenfreiheit nachweisbar ist, genügt meist die zweimalige Kotuntersuchung im Jahr).

Gegen Ektoparasiten (u. a. Flöhe, Zecken, Milben) sollte in Absprache mit dem Tierarzt bzw. der Tierärztin regelmäßige Prophylaxe betrieben werden. Je nach Art und Länge des Fells muss der Hund regelmäßig gebürstet und eventuell getrimmt werden.

Zoonosen

Übertragungswege: Tier-Tier-Mensch (Kontakt), Tier-Vektor-Mensch (Biss), Mensch-Tier-Mensch (Kontakt)

Zu den möglichen Infektionsrisiken, die von Hunden ausgehen können, zählen die folgenden Krankheiten:

- Tollwut (Virusinfektion via Haut- bzw. Schleimhautverletzungen über Speichel infizierter Tiere, meist Biss)
- Leptospirose (grippeähnliche Symptomatik mit Leber- und Nierenversagen)

- Hautparasiten (z. B. Milben, Flöhe) und Hautpilz (über Streichelkontakt leicht übertragbar)
- Darmparasiten: Giardien, Krypto- und Sarkosporidien, Spul- und Hakenwürmer, Echinokokken
- Bakterielle Infektionen wie zum Beispiel Campylobakteriose, Salmonellose, Pasteurellose (Haut- und Lungeninfektion) wie auch E.-coli-Infektionen, vor allem über kontaminierte Lebensmittel / Rohfleischfütterung. Nur selten erkranken die Hunde selbst an einer Salmonellose, können jedoch Salmonellen ausscheiden, was v. a. eine Gefahr für Kinder, Schwangere, ältere Menschen, chronisch Kranke bzw. immunsupprimierte Menschen darstellt.
- Tuberkulose, Brucellose (bakterielle Erkrankungen)

Nach jedem Mensch-Tier-Kontakt die Hände waschen und desinfizieren; zur Reinigung zusätzlich Handschuhe tragen; immungeschwächte Menschen sollten Kontakt mit Kot und anderen Hinterlassenschaften vermeiden; gutes Hygiene- und Prophylaxemanagement

4.4.2 Aus der Praxis

Hunde sind hochkommunikative und soziale Lebewesen mit ausgeprägtem Bedürfnis nach inner- sowie zwischenartlicher Gesellschaft. Die Verständigung erfolgt vor allem über Geruchssignale, aber auch mit Sicht-, Hör- und Tastsignalen. Im Umgang mit Menschen achten Hunde sehr auf deren Körpersprache. Das Ausdrucksverhalten von Hunden als Teil kommunikativer Prozesse untereinander bzw. mit dem Menschen zeigt die aktuelle Befindlichkeit des Tieres an. Es ist damit ein wichtiger Indikator für seinen jeweiligen emotionalen Zustand und muss vom verantwortlichen Menschen im tiergestützten Einsatz stets verstanden und berücksichtigt werden.

Hunde werden in einigen Kulturen als sehr dreckige Tiere betrachtet. Diese Sichtweise muss je nach Einsatzgebiet berücksichtigt werden und eine eventuelle Aufklärung im Vorfeld stattfinden.

Tiergestützt arbeitende Menschen müssen zwingend über die Fähigkeit verfügen, die Gesundheit, das Wohlbefinden sowie die charakterliche Eignung ihres eingesetzten Hundes richtig einzuschätzen. Stresssignale und Anzeichen für Überforderung müssen richtig gedeutet und die Einsatzbedingungen bei Bedarf rechtzeitig geändert werden (Intervention unter- oder sogar abbrechen, Ausgleich anbieten, Methodik ändern usw.).

Der jeweilige Hund sollte Interesse an Menschen und ein grundsätzlich sozialverträgliches Verhalten mitbringen, um für tiergestützte Einsätze geeignet zu sein. Voraussetzung hierfür ist meist, dass die Tiere bereits in einer frühen Lebensphase an den positiven Kontakt mit Menschen (und anderen Tieren) sowie an verschiedene Umweltreize gewöhnt wurden. Bei aus Tierheimen oder Tierschutzprojekten stammenden Hunden muss die individuelle Eignung sorgfältig geprüft werden. Mögliche negative Vorerfahrungen und Prägungen sowie die genetischen Grundlagen sind aufgrund mangelnder Rassekenntnisse meist unbekannt. Die Einsatzmöglichkeiten sind daher möglicherweise eingeschränkt, aber nicht ausgeschlossen.

Generell sollten Hunde maximal zwei- bis dreimal wöchentlich an tiergestützten Interventionen teilnehmen. Der Einsatz sollte sich im Umfang und auch in Art und Ausgestaltung nach der Konstitution des Tieres richten. Welpen und Jungtiere sollten in kurzen Einheiten von ca. 15 Minuten an die Arbeit gewöhnt werden.

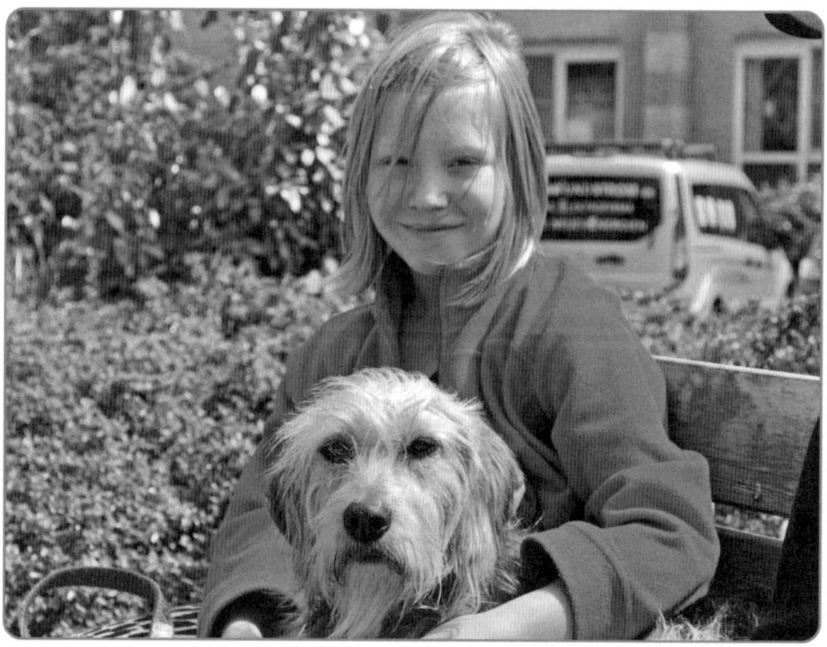

Abbildung 4.15: Im Umgang mit Menschen achten Hunde aufmerksam auf deren Körpersprache

4.4.3 *Gestaltungsideen von Interventionseinheiten*

Soziale Spaziergänge

Spaziergänge zusammen mit dem Hund, egal ob im Einzel- oder Gruppensetting, bieten vielfältige Möglichkeiten. Beim Erleben der Bewegung an der frischen Luft können ganz unterschiedliche Bereiche gefördert werden. Der Hund an sich motiviert bewegungsunwillige Kinder und Jugendliche dazu, sich fortzubewegen und körperlich aktiv zu werden. Während des Spaziergangs kann der Hund beobachtet werden. Im Rahmen der Beobachtung kann darüber gesprochen werden, was der Hund tut, warum er es macht, wie er sich fortbewegt und wie er kommuniziert. Dabei können Vergleiche mit dem menschlichen Verhalten und Agieren angestellt werden. Nehmen mehrere Hunde an einem Spaziergang teil, kann die innerartliche Kommunikation beobachtet, beschrieben und verglichen werden.

Durch eine Schnitzeljagd wird das soziale Miteinander in einer Kleingruppe gestärkt. Die Kinder und Jugendlichen müssen hierbei spielerisch zusammenarbeiten. Unter Einbezug des Hundes können kleine Aufgaben gestellt werden wie Rätsel lösen, Achtsamkeits- oder Turnübungen durchführen, Wettrennen, Gegenstände suchen und sammeln (z. B. „Findet Blätter von drei verschiedenen Bäumen und benennt sie"). Wird die Aufgabe erfolgreich bewältigt, ergibt sich daraus die Folgeaufgabe. Als Anreiz kann das Geben von Leckerlis an den Hund dienen. Achtung: Futterlob sollte stets in die tägliche Ration einberechnet werden. Ist es erforderlich, dass in einzelnen Einheiten besonders viel gefüttert wird, kann auf gesunde Belohnungen wie Möhrenstücke zurückgegriffen werden. Eine Überfütterung des Tieres ist zu vermeiden.

Ebenfalls eine schöne Motivation ist es, bemalte Steine auf dem Spaziergang zu suchen und zu hinterlegen. Dieser Trend der sogenannten „painted rocks" stammt aus den USA und hat vor einigen Jahren Einzug in Deutschland gehalten. Mit Acrylfarbe werden vorab Steine verschiedener Größen bemalt und bei Bedarf mit Lack fixiert. Während der Spaziergänge werden sie an unterschiedlichen Orten für die nachfolgenden Spaziergänger hinterlegt. Je nach Stadt und Region gibt es aktive Teilnehmende, die die Fundorte der Steine in speziellen Internetforen bekannt geben, so dass man den Weg „seiner" Steine verfolgen kann. Hat man einen Stein gefunden, nimmt man ihn ein Stück mit und hinterlegt ihn an anderer Stelle wieder.

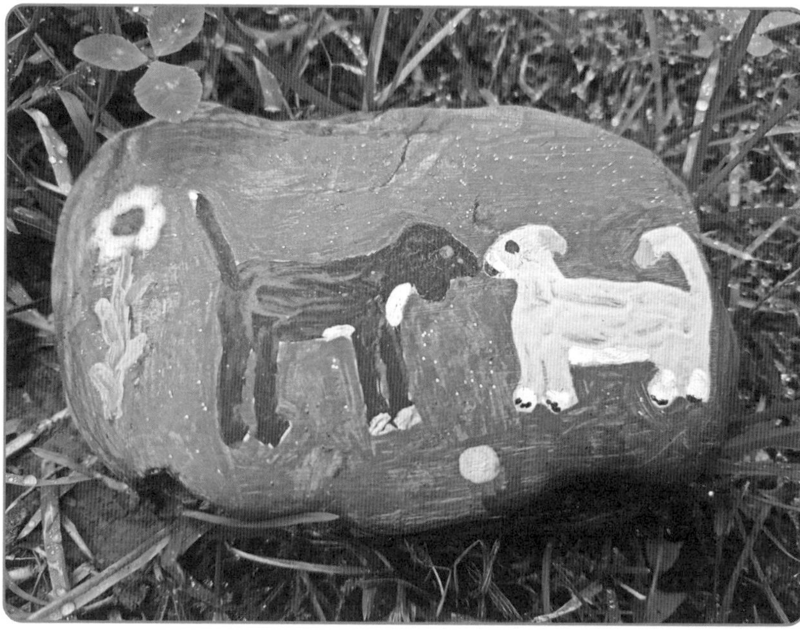

Abbildung 4.16: „Painted rocks" können bei Spaziergängen hinterlegt und gefunden werden

Basteln und Nähen einer Schnüffeldecke / eines Schnüffelteppichs

Der beste Sinn eines Hundes ist sein Geruchssinn. Im Vergleich zum Menschen haben Hunde ein ca. ein millionenfach besseres Riechvermögen. Dieses befähigt sie sogar räumlich zu riechen, also Gerüche je nach ihrer Position wahrzunehmen. Die Erstellung einer Schnüffeldecke bietet sich an zur Wahrnehmungsschulung, kreativen und sprachlichen Anregung sowie zur motorischen Förderung. Sie kann im Rahmen des tiergestützten Einsatzes als Gemeinschaftsprojekt zusammen mit den Kindern und Jugendlichen hergestellt werden.

Im Internet gibt es verschiedene Anleitungen zur Herstellung (s. „Empfehlungen"). Hier finden sich einige Tipps mit verschiedenen Bastelideen. Für eine mögliche Variante benötigt man drei bis vier Handtücher oder verschiedene Stoffe. Gut geeignet sind auch Putz- und Wischlappen. Diese sollten alle von unterschiedlicher Größe sein. Begonnen wird mit dem größten Teil, darauf wird das nächstkleinere gelegt usw. Danach werden die Tücher in der Mitte in Kreuzform zusammengenäht, das heißt die Ecken der Tücher sind offen. Zur Herstellung können verschiedene Stoffarten (Cord, Samt, Satin) und unterschiedliche Stofffarben genutzt werden, um zusätzlich die taktile und visuelle Wahrnehmung zu fördern.

Die Kinder und Jugendlichen legen nach der Fertigstellung Leckerlis unter die verschiedenen Stoffebenen. Dabei werden Feinmotorik, Gedächtnis, Merkfähigkeit und Motivation gestärkt. Der Hund muss nun diese Leckerlis erschnüffeln und dabei mit seiner Nase unter die einzelnen Lagen gehen.

Die Schnüffelteppiche können zusätzlich mit Perlen, Knöpfen oder Federn in verschiedenen Farben und Größen ausgestattet werden. Dies regt ebenso die taktile und visuelle Wahrnehmung an und bietet Möglichkeiten zur sprachlichen Förderung („Welcher Knopf ist am größten?“ oder „Welche Perlen kommen je ein-, zwei- oder dreimal vor?“). Angenähte Taschen mit oder ohne Reißverschluss fördern die Feinmotorik und lassen zusätzliche Versteckmöglichkeiten für die Leckerlis entstehen. Die Schnüffeldecke kann auch zum Gedächtnistraining mit Fragestellungen wie: „Wo haben wir die Leckerchen versteckt?“ eingesetzt werden.

Die Wir-Werkstatt – wir erstellen ein Forscher-Handbuch

„Die ‚Wir-Werkstatt‘ ist eine Beteiligungs-Methode, die auf die Methode ‚Appreciative Inquiry‘ (AI) zurückgeht [...]. Im Mittelpunkt steht das Positive, die Fähigkeiten und Fertigkeiten jedes Einzelnen und die solidarische Zusammenarbeit“, so die Beschreibung des Deutschen Kinderhilfswerks e. V. Die Grundphilosophie lautet dabei: Wir stärken das, worauf wir unsere Aufmerksamkeit richten. Das Thema bzw. das Projekt wird zusammen mit den Kindern und Jugendlichen erarbeitet und festgelegt. Die ‚Wir-Werkstatt‘ sollte dabei altersentsprechend gestaltet und angepasst werden. Ziel ist es, das Selbstbewusstsein zu fördern und ein Wir-Gefühl in der Gruppe herzustellen. Die Kinder und Jugendlichen sollten Anerkennung und Wertschätzung für ihre Arbeit bekommen.

Das Erstellen von Forscher-Handbüchern nach dem Modell der Wir-Werkstatt wird von Kindern als auch von Jugendlichen zumeist gerne aufgenommen, um ihre Ergebnisse festzuhalten und zu präsentieren. In dieser Arbeit kann der Tierkontakt sehr gut mit dem „Wissensdurst“ kombiniert und gemeinsam geforscht werden. Ausführlichere Informationen zur Vorgehensweise und zu den verschiedenen Phasen der Entwicklung finden sich im Anhang unter „Die Wir-Werkstatt – wir erstellen ein Forscher-Handbuch“, ebenso gibt es dort eine Vorlage für das Forscher-Handbuch. In diesem kann das erarbeitete Wissen auf unterschiedliche Art und Weise festgehalten werden, zum Beispiel künstlerisch in Form eines Bildes oder kreativ in einer Geschichte.

Das fertige Forscher-Handbuch stellt eine dauerhafte Erinnerung an die tiergestützte Arbeit dar und kann mit allen Altersgruppen erstellt werden.

4.4.4 Weitere Empfehlungen

Tricks und Spiele

miDoggy Hundetricks: ↗ https://community.midoggy.de/coole-hundetricks-die-du-deinem-hund-beibringen-kannst

Erarbeiten von Trickzertifikaten mit dem Hund: ↗ https://minidancerontour.wordpress.com/trickzertifikate

Spiel „Puglicious", Mattel Games (für Kinder ab 5 Jahre)

Spiel „Hunde und ihre Welpen, Ein Memo-Spiel", von Marcel George und Emma Aguado (50 illustrierte Spielkarten in einer Box, 4–6 Jahre)

Spiel „Hunde-Bingo mit 75 Hunderassen", DiPrint (ab 5 Jahre)

Anleitungen für Schnüffelteppiche

↗ https://www.smarticular.net/schnueffelteppich-selber-machen-hund-katze/amp

↗ https://lokislife.de/schnueffelkorb-schnueffelteppich

↗ https://www.youtube.com/watch?v=hnrU6d7nB6c

↗ https://www.youtube.com/watch?v=QaldeOZllWs

Bücher

Denksport für Hunde: Die 101 besten Hundespiele für mehr Agility, Intelligenz & Spaß von Sina Eschenweber (2020)

Das große Hundespiele Buch – 100 kreative Hundespiele für drinnen und draußen von Johannes Herrmann (2020)

Denksport für Hunde: Knobelspiele schnell und einfach selbstgemacht von Christina Sondermann (2017)

4.5 Meerschweinchen

INFOBOX

- Herkunft: ursprünglich Südamerika, Andenregion
- Große Rassenvielfalt
- Fluchttier
- Keine Einzelhaltung!
- Lebensdauer 6–8 Jahre
- Tragzeit ca. 68 Tage

Das Meerschweinchen stammt ursprünglich aus der Andenregion in Südamerika. Es lebt dort in größeren Gruppen sehr gesellig zusammen und sucht Schutz in Erdhöhlen und Felsspalten. Domestiziert wurde es, um als Fleischlieferant zu dienen. So kam es auch im 16. Jahrhundert über die Seefahrt nach Europa. Mit der Zeit erfreute sich das kleine Nagetier zunehmender Beliebtheit als Haustier, obwohl es nur bedingt geeignet für Kinder ist. Da es sich beim Meerschweinchen um ein sogenanntes Beutetier handelt, das größeren Raubtieren als Nahrung dient, ist es gleichzeitig auch ein Fluchttier, das nicht besonders gern angefasst werden möchte.

Das Meerschweinchen lebt ca. sechs bis acht Jahre, in Einzelfällen auch bis zu zehn Jahren. Bereits mit wenigen Wochen sind Meerschweinchen geschlechtsreif! Die Frühkastration beim Männchen empfiehlt sich mit vier Wochen. Bis zu vier Würfe pro Jahr sind möglich. Das Weibchen trägt ca. 68 Tage, meist besteht ein Wurf aus zwei oder drei Tieren. Das Meerschweinchen ist ein sogenannter Nestflüchter. Es hat unmittelbar nach der Geburt bereits geöffnete Augen und nimmt zusätzlich zur Muttermilch schon normale Nahrung auf.

Mit der Zeit sind viele verschiedene Zuchtformen entstanden, die man in Kurz- und Langhaarrassen unterteilt. Sehr bekannte Rassen sind zum Beispiel das Kurzhaarmeerschweinchen, das Rosettenmeerschweinchen oder der langhaarige Peruaner. Des Weiteren wird nach Farbrassen unterschieden, was zu unzähligen Fell- und Farbkombinationen führt. Je nach Rasse wiegen die Weibchen ein knappes Kilo, die Männchen können bis zu eineinhalb Kilo schwer werden.

4.5.1 Hedonisches Budget

Haltungsanforderungen

Meerschweinchen sind zwingend in der Gruppe zu halten. Naturgemäß lebt ein Männchen mit mehreren Weibchen zusammen (sogenannte Haremshaltung). Selbstverständlich ist dann das männliche Tier zu kastrieren. Ebenfalls verträglich sind mehrere kastrierte Männchen als Gruppe. Bei den Weibchen kann es, trotz grundsätzlich friedliebenden Gemüts, auch mal ohne ein mitwohnendes Männchen zu Streitereien kommen.

Die Haltung der bewegungsfreudigen Tiere sollte in Gehegen mit vielen Rückzugsmöglichkeiten stattfinden. Im Internet finden sich viele schöne Beispiele und auch Bauanleitungen. Ungeeignet sind die handelsüblichen Käfige aus Kunststoff und Draht. Die tierärztliche Vereinigung empfiehlt mindestens 6 Quadratmeter für eine Gruppe von fünf Tieren. Meerschweinchen können problemlos in Außengehegen gehalten werden, wenn geschützte Innenbereiche in Form von isolierten Häuschen zur Verfügung stehen. Witterungsschutz vor Sonne, Wind und Regen wird natürlich ebenfalls vorausgesetzt. Der Lebensraum der Tiere sollte abwechslungsreich und vielfältig gestaltet sein. Verletzungsmöglichkeiten durch zu hohe oder ungesicherte zweite Ebenen (Sturzgefahr) oder ungeeignete Materialien müssen vermieden werden. Tunnel, Korkröhren oder Hängematten sind beliebt. Pro Tier sollte ein Häuschen zur Verfügung stehen.

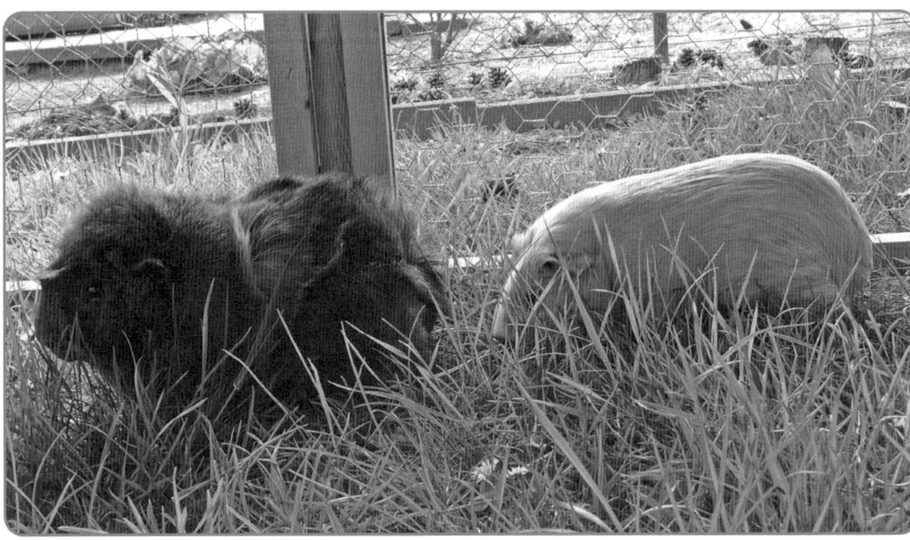

Abbildung 4.17: Meerschweinchen sollten immer in der Gruppe gehalten werden

Als Fluchttier darf das Meerschweinchen niemals einfach von oben gegriffen werden. Man sollte sich stets behutsam nähern und das Tier aufheben, indem eine Hand unter den Bauch geschoben, die andere zum Abstützen genutzt wird. Es sollte sich von selbst verstehen, dass Geschirre und Leinen für ein Fluchttier wie das Meerschweinchen trotz der Angebotspalette im Zoohandel gänzlich ungeeignet und aus Tierschutzgründen abzulehnen sind.

Ernährung

Meerschweinchen sind reine Pflanzenfresser und aufgrund ihrer geringen Darmbewegung auf Stopfen des Magens durch kontinuierliches Fressen angewiesen. Um ihre nachwachsenden Zähne kurz zu halten, sollte stets Heu zur Verfügung stehen. Auch Knabberhölzer von Nuss- oder Obstbäumen werden gern angenommen. Da Meerschweinchen Vitamin C nicht selbst produzieren können, kann der Bedarf durch abwechslungsreiche Fütterung von Gemüse, auch ab und zu mal ein Stück Obst, gedeckt werden. Auch gibt es im Zoohandel entsprechende Präparate zur Trinkwasseraufbereitung. Gerne gefressen werden Gräser, Kräuter, Löwenzahn und Salate. Es sollte darauf geachtet werden, dass die Tiere im Frühjahr langsam an frisches Gras gewöhnt werden, um Durchfälle zu vermeiden.

Grundsätzlich zur Verfügung stehen muss natürlich frisches Trinkwasser. Viele im Handel erhältliche Futtermittel sind entgegen der Deklarierung ungeeignet oder sogar gesundheitsschädlich für die kleinen Nager. Zuckerhaltige Knabberartikel wie Knabberstangen, Milchdrops o. Ä. sollten zum Wohle des Tieres nicht gefüttert werden. Auch benötigen Meerschweinchen in der Regel keine Körnermischungen; Ausnahmen können Trächtigkeit, sehr niedrige Temperaturen im Winter oder Gewichtsverlust nach Krankheit sein.

Gesundheitsprophylaxe und Hygiene

Der Stall sollte mit saugfähiger, staubarmer Einstreu eingestreut und regelmäßig gesäubert werden. Die Einrichtung ist nach Bedarf zu reinigen.

Zur Gesundheitsprophylaxe gehören regelmäßiges Wiegen, Kontrolle und gegebenenfalls Schneiden der Krallen, Kontrolle der Zähne, des Afters und der Haut. Ein gesundes Meerschweinchen hat stets guten Appetit, ein glänzendes Fell und eine birnenförmige Figur, ohne dabei verfettet zu sein. Schutzimpfungen sind nicht erforderlich. Langhaarmeerschweinchen bedürfen spezieller Fellpflege durch vorsichtiges Kämmen und Kürzen des Fells.

Zoonosen

Übertragungswege: Tier-Tier-Mensch (Kontakt)

Ein mögliches Infektionsrisiko, das vom Meerschweinchen ausgehen kann, stellt eine Erkrankung mit Hautpilz (Dermatophytosen) dar. Sehr selten sind Erkrankungen parasitärer Art, zum Beispiel durch Räudemilben (Krätze). In der Regel treten diese höchstens bei Klienten / Klientinnen mit Immunschwäche oder vorgeschädigter Haut auf.

Extrem selten sind die Infektionskrankheiten lymphozytäre Choriomeningitis (Viruserkrankung), Toxoplasmose (parasitäre Erkrankung) und Pseudotuberkulose oder auch Rodentiose (bakterielle Erkrankung).

Nach jedem Mensch-Tier-Kontakt die Hände waschen und desinfizieren; zur Reinigung zusätzlich Handschuhe tragen; immungeschwächte Menschen sollten Kontakt mit Kot und anderen Hinterlassenschaften vermeiden; gutes Hygiene- und Prophylaxemanagement.

4.5.2 *Aus der Praxis*

Für die tiergestützte Arbeit sollten die Tiere frühzeitig an engeren menschlichen Kontakt, vor allem an Berührungen, gewöhnt werden. Bei beispielsweise ruckartigen Bewegungen oder dem unvermittelten Greifen von oben verfallen Meerschweinchen schnell in eine Schockstarre, sie zeigen „Freezing"-Verhalten. Im Extremfall kann sogar der Tod durch einen Schock eintreten. Es sollte also stets verdeutlicht werden, dass Meerschweinchen eher als Beobachtungs-, denn als Kuscheltiere fungieren.

Sie dürfen niemals einzeln, sondern nur in der Gruppe eingesetzt werden. Der soziale Verbund bietet ihnen Rückhalt und Sicherheit. Transporte sind möglichst zu vermeiden, auch wenn sie aufgrund ihrer geringen Körpergröße dafür gut geeignet scheinen. Der Einsatz von Meerschweinchen erfordert eine gute Sachkunde der Fachkraft, da die Bedürfnisse der von Natur aus scheuen Tiere gut im Blick behalten werden müssen.

Gut et al. konnten 2018 in einer Studie die Bedeutsamkeit von Rückzugsmöglichkeiten für Meerschweinchen im sozialen Einsatz zeigen. Tiere, die während der Interventionen Versteckmöglichkeiten nutzen konnten, zeigten mehr Erkundungsverhalten, mehr Neugier und weniger Freezing-Verhalten als Meerschweinchen ohne Rückzugsmöglichkeiten.

Vor jeder Interventionseinheit ist es unerlässlich, sich mit den Kindern und Jugendlichen die Empfindsamkeit des Meerschweinchens ins Gedächtnis zu rufen und an die grundlegenden Verhaltensregeln zu erinnern. Lärm und Hektik sind zu vermeiden, die Tiere sollen nie mit den Klienten und Klientinnen allein gelassen werden. Einheiten mit unmittelbarem Kontakt sollten nicht länger als 30 Minuten andauern.

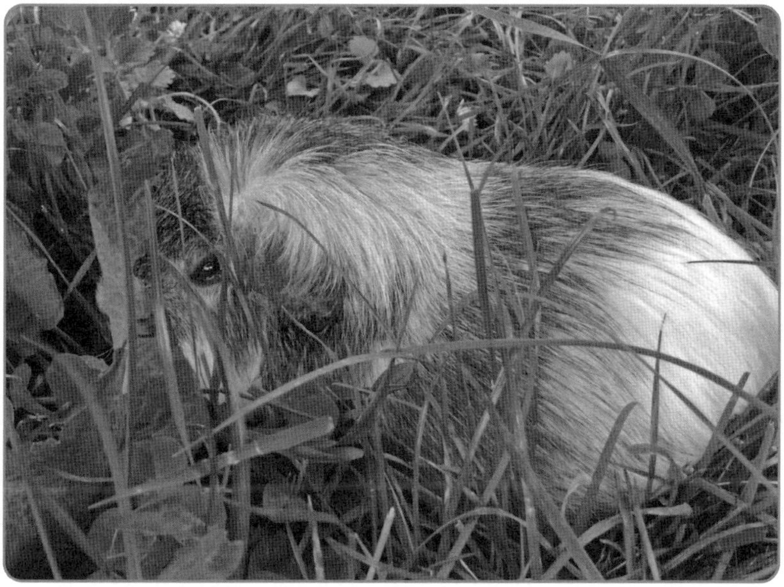

Abbildung 4.18: Die Bedürfnisse der von Natur aus scheuen Tiere müssen stets im Blick behalten werden

4.5.3 Gestaltungsideen für Interventionseinheiten

Projekt bzw. Projektwoche zum Meerschweinchen

Als Themenreihe für aufeinanderfolgende Interventionseinheiten oder aber in Form einer Projektwoche in Schule, Kita oder Hort kann das Thema Meerschweinchen gut bearbeitet werden. Aus der Kategorie Sachunterricht wird Basiswissen über das hedonische Budget, Ernährung, Haltung usw. vermittelt. Deutschkenntnisse werden durch Frage- und Rätselaufgaben oder durch Diktate und kleine Aufsätze verbessert. Geschichten über Meerschweinchen dienen der Leseförderung, indem selbst gelesen, vorgelesen oder nacherzählt wird. Im Bereich Kunst könnten Bilder zum Thema gemalt oder zur Entspannung Ausmalbilder gestaltet werden.

Sehr gute Arbeitsblätter zum kostenlosen Download sind zu finden auf der Website „Grundschule Arbeitsblätter“ (s. „Weitere Online-Ressourcen“ im Anhang). Hier findet sich Material in Form von Arbeitsblättern z. B. über Sprache und Verständigung des Meerschweinchens, Fortpflanzung, Bestimmung der Körperteile bis hin zu Rätseln oder Phantasiegeschichten.

Vorschläge für Einsatzsettings

Eine Form der Kontaktaufnahme besteht in der freien Begegnung mit den Meerschweinchen, sprich der Beobachtung innerhalb eines begehbaren Geheges. Dies kann entweder der übliche Lebensraum der Tiere sein oder aber bei mobilen Einsätzen ein transportables Gehege. Die neugierigen Nagetiere werden von sich aus zum Menschen kommen, wenn hektische Bewegungen und lautes Sprechen vermieden werden. Durch das Anbieten von leckerem Futter aus der Hand kann die Kontaktaufnahme gefördert werden. Bei dieser Form der Begegnung ist besondere Geduld erforderlich.

Eine andere Möglichkeit ist der Einsatz eines Tischgeheges. Ausgestattet mit niedrigen Seitenwänden ist der nähere Kontakt möglich, wenn die Tiere Zutrauen gefasst haben und sich füttern, vielleicht auch streicheln lassen. Auf diese Art und Weise ist die Begegnung mit den Tieren auf Augenhöhe und nicht „von oben herab“ möglich. Rückzugsmöglichkeiten in Form von Häuschen sind vorausgesetzt, auch bei dieser Form der Kontaktaufnahme ist die Freiwilligkeit des Tieres grundlegend.

Die unmittelbarste und engste Form des Körperkontaktes zwischen Mensch und Tier entsteht, wenn das Meerschweinchen auf den Schoß genommen wird, vorsichtig gekrault oder gefüttert wird. Dies sollte in einem Nest aus einer kleinen Kiste mit Heu oder Handtüchern oder einer Art kleinem Schlafsack geschehen, damit das Fluchttier sich nicht ungeschützt ausgesetzt fühlt. Diese Art des Kontaktes sollte nur mit besonders zugewandten und erfahrenen Tieren erfolgen, auch muss der Durchführende seine Tiere gut kennen. So können kleinste Anzeichen von Stressverhalten frühzeitig erkannt und die Intervention notfalls beendet werden. Es gibt aber durchaus Meerschweinchen, die aufgrund ihres individuellen Gemüts einer solchen Einheit nicht abgeneigt sind und den Kontakt und die Fütterung genießen.

Tricktraining

Hat man das Glück, ein besonders neugieriges und gleichzeitig verfressenes Meerschweinchen zu haben, bietet sich Tricktraining an. Zuerst gilt es herauszufinden, welches Futter das Tier am liebsten frisst: Salat, Löwenzahn oder Obststückchen? Dieses wird zur Belohnung nach Zeigen der gewünschten Verhaltensweisen, anfangs auch nur in kleinen Schritten, genutzt. Man kann dem Meerschweinchen das Männchenmachen beibringen oder auch die 360°-Wende. Fortgeschrittene können auch einen kleinen Parcours aus niedrigen Hindernissen oder einen Slalom aufbauen. Manche Meerschweinchen apportieren sogar kleine Spielzeuge oder Bleistifte. Im Prinzip sind den Tricks keine Grenzen gesetzt, es muss nur stets darauf geachtet werden, das Tier nicht zu überfordern, Verletzungsgefahren auszuschließen und keine gesundheitsschädlichen Materialien zu verwenden. Die Kinder und Jugendlichen erlangen bei diesen Interventionen ein Grundverständnis für Lernverhalten. Auch werden Konzentration und Aufmerksamkeit gefördert. Viel Geduld ist notwendig, um den Tieren die Tricks beizubringen. Auf YouTube finden sich spannende Beispielvideos, was die kleinen Nager alles lernen können.

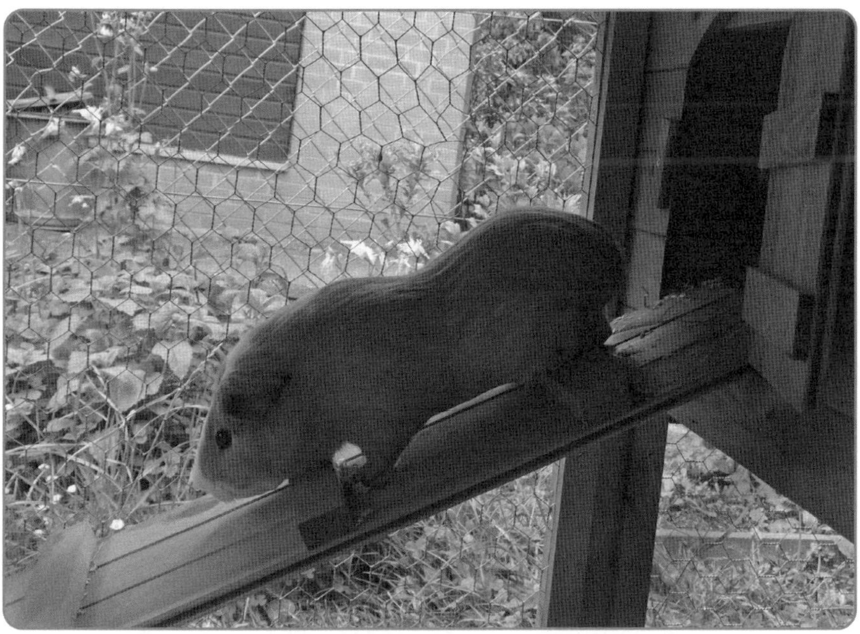

Abbildung 4.19: Meerschweinchen eignen sich auch fürs Tricktraining, bspw. in kleinen Hindernisparcours

Fortgeschrittene Meerschweinchen-Experten können auch versuchen, Clickertraining mit den Tieren zu machen. Hierbei wird im ersten Schritt der „Click", ein Geräusch per Zungenschlag oder Clickergerät, mit einer (Futter-)Belohnung verknüpft. In weiteren Schritten wird jegliches erwünschtes Verhalten dann per Click verstärkt und belohnt. Zu diesem Thema empfiehlt sich das Einlesen in weiterführende Literatur, da die Erläuterung der genauen Konditionierungsprozesse an dieser Stelle den Rahmen sprengt. Einige Begrifflichkeiten werden im Anhang erläutert.

Ebenfalls möglich ist der Einsatz eines sogenannten Targets. Das Target kann ein selbst gebauter Stab mit Kugel daran sein oder einfach nur ein langer Stift. Dem Meerschweinchen wird beigebracht, die Spitze oder die Kugel mit der Nase anzustupsen. Bei jedem Anstupsen erfolgt eine Belohnung. Hat das Tier das Prinzip verstanden, kann mit dem Target der Weg durch einen Parcours oder über Hindernisse vorgegeben oder das Erlernen von Tricks unterstützt werden.

Kreatives

Das Thema „Basteln rund ums Meerschweinchen" bietet unzählige Möglichkeiten aus den unterschiedlichsten Bereichen und für jede Altersgruppe. Ein schönes und kostenloses Schnittmuster für ein Meerschweinchen als Kuscheltier ist auf der Internetseite „Makerist – Nähen leicht gemacht" (s. „Weitere Online-Ressourcen" im Anhang) zu finden. Wer mag, kann dort gleich die Materialbox bestellen. Auch jüngeren Kindern kann das Basteln eines Meerschweinchens gelingen. Hierzu wird ein Meerschweinchen aus Pappe ausgeschnitten und mit Stoffresten, Wolle und Webpelz beklebt. Die Ohren werden aus Filz ausgeschnitten und angeklebt. Die Augen werden aufgemalt oder als Wackelaugen aufgeklebt. Beim Anfertigen einer Laterne für den Martinsumzug kann das Meerschweinchen als Vorlage dienen.

Ein anderes Thema lautet „Basteln für das Meerschweinchen". Auch hier können die unterschiedlichsten Materialien zum Einsatz kommen. Um den Lebensraum ansprechend und abwechslungsreich zu gestalten, werden aus unbehandeltem Holz Schlafhäuschen, Brücken oder Tunnel gebaut, aus Stoffen kleine Hängematten oder Kuschelhöhlen genäht (auf waschbares Material achten). Zur Beschäftigung der Tiere bieten sich kleine Basteleien mit Futter an. Leere Toilettenrollen können mit Heu gestopft, Gemüse- und Obststücke auf Schnur aufgefädelt werden. In einen Schuhkarton kann ein Eingang geschnitten werden, der Karton selbst wird mit Laub und ein paar Leckereien gefüllt. So entsteht eine Wühlbox (weitere Anregungen für Bastelideen siehe nächster Abschnitt).

4.5.4 *Weitere Empfehlungen*

Basteln und Puzzeln:

Schweinchenwelt – Der Meerschweinchen-Ratgeber:
↗ https://www.meerschweinchen-ratgeber.de/haltung/beschaeftigung

Meerschweinchenwiese: ↗ https://meerschweinchenwiese.de/umgang/beschaeftigungsmoeglichkeiten-fuer-meerschweinchen

Meerschweinchen-Spielzeug basteln:
↗ https://www.youtube.com/watch?v=Gst0cGxVLts

Meerschweinchen-Puzzle, 1000 Teile, fotopuzzle.de, ASIN B081G6Z8SY

Bücher

Hier kommt Olga da Polga von Michael Bond (2015)

Neugierige Meerschweinchen: So fühlen sie sich wohl. Mit vielen Eltern-Tipps und Entdecker-Seiten für Kinder von Immanuel Birmelin (2015)

Meerschweinchen: Haltung, Beschäftigung, Verhalten und Gesundheit von Linda Koldau (2017)

4.6 Kaninchen

INFOBOX

- Abstammung vom europäischen Wildkaninchen
- Große Rassenvielfalt
- Fluchttier
- Keine Einzelhaltung!
- Lebensdauer 8–10 Jahre
- Tragzeit ca. 30 Tage

Das Hauskaninchen stammt vom europäischen Wildkaninchen ab. Seine Verbreitung fand von Italien aus nach ganz Europa statt. Zum Haustier wurde das Kaninchen als Fleischlieferant, seitdem entstanden durch Zucht verschiedene Rassen unterschiedlichster Größen. Man unterscheidet meist nach kleinen, mittelgroßen und großen Rassen. Das Zwergkaninchen, das sich heute großer Beliebtheit erfreut, wurde erst ab dem 20. Jahrhundert gezüchtet.

Kaninchen gehören zwar zu den sogenannten „Hasenartigen", haben jedoch nichts mit dem Feldhasen gemein. Auch zählen sie trotz ihrer ausgeprägten Schneidezähne nicht zu den Nagetieren, sondern die Hasenartigen bilden eine eigene Ordnung. Kaninchen leben revierbezogen in Kolonien zusammen und bevorzugen Erdhöhlen in eher karg bewachsenen Gegenden. Innerhalb einer Gruppe von Kaninchen besteht eine klare Rangordnung. Kaninchen sind sehr fruchtbar und werden früh geschlechtsreif. Im Alter von drei Monaten können die Weibchen bereits trächtig werden, es sind problemlos bis zu vier Würfe pro Jahr möglich. Die durchschnittliche Tragzeit dauert 29–32 Tage, geboren werden drei bis sechs Junge. Sofort nach der Geburt ist das weibliche Tier wieder empfängnisbereit. Bei Männchen empfiehlt sich eine Frühkastration im Alter von acht bis zehn Wochen. Auch bei Weibchen kann eine Kastration sinnvoll sein, wenn das Tier zu Scheinschwangerschaften neigt. Hierdurch steigt das Risiko für Eierstock- und Gebärmuttererkrankungen sowie für Verhaltensauffälligkeiten.

Kaninchen können ein Lebensalter von acht bis zehn Jahren erreichen. Sie sind sogenannte Nesthocker, werden blind und nackt geboren und bleiben mehrere Wochen im Nest. Sie benötigen die Körperwärme des Muttertieres. Nach sieben bis zehn Tagen öffnen sich die Augen, nach ca. vier Wochen verlassen die Jungtiere das Nest. Gesäugt werden sie ungefähr bis zur achten Lebenswoche.

Bei Kaninchen gibt es mittlerweile eine große Rassenvielfalt. Leider sind auch einige Rassen dabei, die als Qualzucht bewertet werden können. Zu kleine Tiere, die das Kindchenschema extrem bedienen, bei denen aufgrund der geringen Kopfgröße massive Zahnfehlstellungen vorprogrammiert sind. Widderkaninchen mit sehr großen Ohren neigen zu Ohrenentzündungen und laufen Gefahr, sich zu verletzen. Auch einige Langhaarrassen sind unter tierschutzrelevanten Gesichtspunkten kritisch zu sehen, da bei ihnen keine Außenhaltung möglich ist und ihr Fell ständige Pflege erfordert.

Viele ausführliche Informationen zu Haltung, Fütterung, Pflege, Wesen etc. des Kaninchens finden sich im Online-Kaninchen-Ratgeber „Kaninchenwiese", einer Fachseite für Kaninchenhalter (s. „Weitere Online-Ressourcen" im Anhang).

4.6.1 Hedonisches Budget

Haltungsanforderungen

Kaninchen sind sehr gesellig und haben einen hohen Bewegungsdrang. Es versteht sich somit von selbst, dass sie niemals in Einzelhaltung leben sollten. Mindestens paarweise, besser ab drei Tieren aufwärts, sollten sie gehalten werden. Es können sowohl einzelne kastrierte Männchen mit Weibchen als auch mehrere kastrierte Männchen mit entsprechend vielen Weibchen kombiniert werden. Auch reine Männergruppen aus kastrierten Tieren sind möglich. In reinen Weibchengruppen hingegen kann es zu Streitigkeiten kommen.

Früher war es oft üblich, Kaninchen und Meerschweinchen gemeinsam zu halten. Hiervon ist abzuraten. Es handelt sich um völlig verschiedene Arten, die unterschiedlich kommunizieren. Steht sehr viel Fläche zur Verfügung ist es aber möglich, mehrere Kaninchen und mehrere Meerschweinchen gemeinsam in einem Gehege zu halten. In diesem Fall hat jedes Tier weitere Sozialpartner seiner eigenen Art. Für die Meerschweinchen sollten Rückzugsmöglichkeiten in Form von Häusern mit kleineren Türöffnungen zur Verfügung gestellt werden, zu denen die Kaninchen keinen Zugang haben. Den Kaninchen kann über erhöhte Ebenen die Möglichkeit des Rückzugs gegeben werden.

Für die Haltung gibt es verschiedene Möglichkeiten. Bei der Innenhaltung können die Tiere in sogenannten Kaninchenzimmern leben, welche entsprechend ausgestattet sind. Da Kaninchen einen hohen Bewegungsdrang haben und auch das natürliche Bedürfnis nach Buddeln berücksichtigt werden muss, müssen sowohl genügend Fläche als auch Grabemöglichkeiten in Form von Buddelkisten gegeben sein. Ebenso möglich ist eine Kombination von Käfighaltung plus Auslauf. Nicht geeignet sind jedoch die im Handel zu erwerbenden Draht- / Kunststoffkäfige. Zwei Tiere benötigen eine Mindestfläche von 6 Quadratmetern, für jedes weitere Tier sind 20 Prozent hinzuzufügen (s. Merkblatt der tierärztlichen Vereinigung, „Weitere Online-Ressourcen" im Anhang). Die Mindestmaße beziehen sich auf die Haltung von Kaninchen bis zu einem Maximalgewicht von 3 kg, größere Tiere benötigen noch mehr Platz. Die Seitenlänge der Fläche sollte mindesten 2,4 m betragen, damit mehrere Hoppelsprünge nacheinander gemacht werden können. Die Höhe sollte ebenso beachtet werden, da die Tiere gerne springen und Männchen machen. Die Gesamtfläche kann sich über mehrere Ebenen erstrecken. Wenn Käfighaltung mit Auslauf kombiniert wird, sollte der Zugang zum Auslauf jederzeit möglich sein, der Käfig eher zum Rückzug dienen.

Am natürlichsten für die Tiere ist eine ganzjährige Außenhaltung in naturnah gestalteten Volieren. Witterungsschutz gegen Nässe, Kälte, vor allem aber auch Hitze muss gegeben sein. Empfehlenswert sind gut isolierte Hütten, in denen sich alle Tiere gleichzeitig in Seitenlage ausstrecken können. Das Gehege soll zwar Möglichkeiten zum Buddeln bieten, gleichzeitig aber dagegen gesichert sein, dass die Tiere sich hinausgraben. Kaninchen graben problemlos lange und tiefe Gänge und könnten so entweichen. Umgekehrt muss Schutz vor Fressfeinden wie Mardern und Greifvögeln gegeben sein, etwa durch Überdachungen, Netze, Drahtgeflechte im Boden.

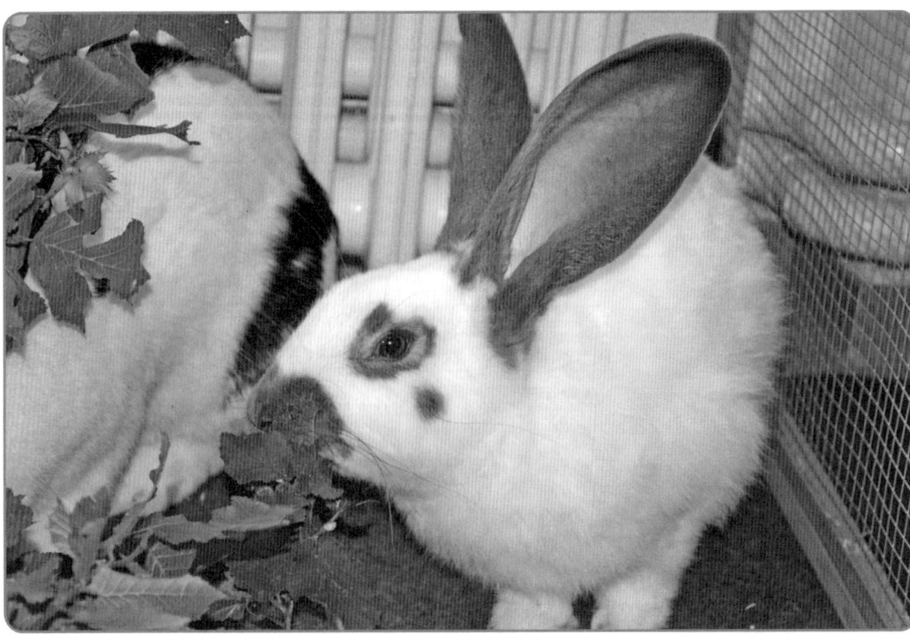

Abbildung 4.20: Kaninchen mögen Sozialpartner der eigenen Art.

Als Einstreu für die Gehege eignen sich Späne oder andere saugfähige Materialien. Kaninchen sind recht sauberkeitsliebend und verrichten ihr Geschäft meist an denselben Orten. Man kann also entsprechende Toiletten aufstellen, welche die Reinigung erleichtern.

Ernährung

Kaninchen sind Dauerfresser und reine Pflanzenfresser. Wichtigstes Futtermittel ist gutes Heu. Das handelsübliche Fertigfutter in Form von Getreidemischungen oder Pellets ist aufgrund von enthaltenem Zucker oder zu hohem Energiegehalt oft ungeeignet. In Zeiten höheren Energiebedarfs (im Winter, bei Trächtigkeit oder Säugen) kann Trockenfutter hinzugegeben werden. Wichtig ist die Zufuhr von genügend Frischfutter, sprich Grünzeug wie Gras, Kräuter, Blätter, Salate, Kohlsorten, Gemüsesorten und Obst in Maßen. Knabberhölzer sorgen ebenso wie das Heu für eine Abnutzung der Schneidezähne. Frisches Trinkwasser sollte natürlich jederzeit zur Verfügung stehen.

Gesundheitsprophylaxe und Hygiene

Die Tiere müssen regelmäßig gewogen und Zähne, After / Kot sowie Krallen begutachtet werden. Bei manchen Kaninchen nutzen sich die Schneidezähne nicht regelmäßig ab, in diesem Fall bedarf es der Kürzung durch die Tierärztin bzw. den Tierarzt. Die Krallen können bei Bedarf mit einer entsprechenden Krallenzange selbst gekürzt werden. Hat ein Tier Verletzungen in Form offener Wunden, muss bei Außenhaltung und höheren Temperaturen streng auf Insektenschutz geachtet werden, um Befall mit Fliegenmaden zu verhindern.

Bei Kaninchen können regelrechte Seuchen ausbrechen und große Bestände infizieren und töten. Die Erkrankungen können in Außenhaltung lebende Kaninchen durch Kontakt mit Wildkaninchen, aber auch durch die Fütterung von geerntetem Frischfutter bekommen; umgekehrt können Hauskaninchen auch Wildkaninchen infizieren. Dringend empfohlen werden daher die Impfungen gegen Myxomatose und RHD 1+2 (Rabbit haemorrhagic disease, die sogenannte „Chinaseuche“). Oft werden für den tiergestützten Einsatz von Kaninchen auch entsprechende Vorgaben vom Veterinäramt gemacht. Gegen Kaninchenschnupfen und Enterocolitis kann ebenfalls geimpft werden, dies ist bei Kleingruppen allerdings nicht zwingend erforderlich.

Zoonosen

Übertragungswege: Tier-Tier-Mensch (Kontakt)

Kaninchen übertragen nur sehr wenige Erkrankungen auf den Menschen. Möglich, aber sehr selten ist die Infektion mit der sogenannten Hasenpest bzw. Tularämie; diese wird durch ein Bakterium verursacht. Ebenfalls möglich ist die seltene Übertragung von Salmonellen oder Yersinien (Bakterienart).

Des Weiteren können Kaninchen von speziellen Milben (Cheyletiella parasitivorax) befallen sein, die auf den Menschen übergehen und dort juckende Hautirritationen hervorrufen.

Nach jedem Mensch-Tier-Kontakt die Hände waschen und desinfizieren; zur Reinigung zusätzlich Handschuhe tragen; immungeschwächte Menschen sollten Kontakt mit Kot und anderen Hinterlassenschaften vermeiden; gutes Hygiene- und Prophylaxemanagement.

4.6.2 *Aus der Praxis*

Wie bei der Haltung und dem Einsatz von Meerschweinchen gilt es zu beachten, dass das Kaninchen ein Flucht- und Beutetier ist. Es muss langsam daran gewöhnt werden, vom Menschen angefasst, gegriffen und hochgehoben zu werden. Das Greifen und Hochheben darf niemals von oben erfolgen, da dies Panik beim Tier hervorrufen kann. Das Kaninchen sollte mit einer Hand unter dem Bauch, mit der anderen Hand unterstützend unter dem Hinterteil angehoben und getragen werden. Für den Einsatz bei Kindern eignen sich größere Rassen besser als Zwergkaninchen. Die großen Tiere sind oft ruhiger und können nicht so einfach hochgehoben werden. Kaninchen als Fluchttiere lehren uns, Grenzen wahrzunehmen und den Tieren Schutz sowie Sicherheit zu geben. Wie beim Meerschweinchen gilt: Mobile Einsätze sind in der Regel nicht empfehlenswert, besser sind Einsätze bei den Tieren vor Ort.

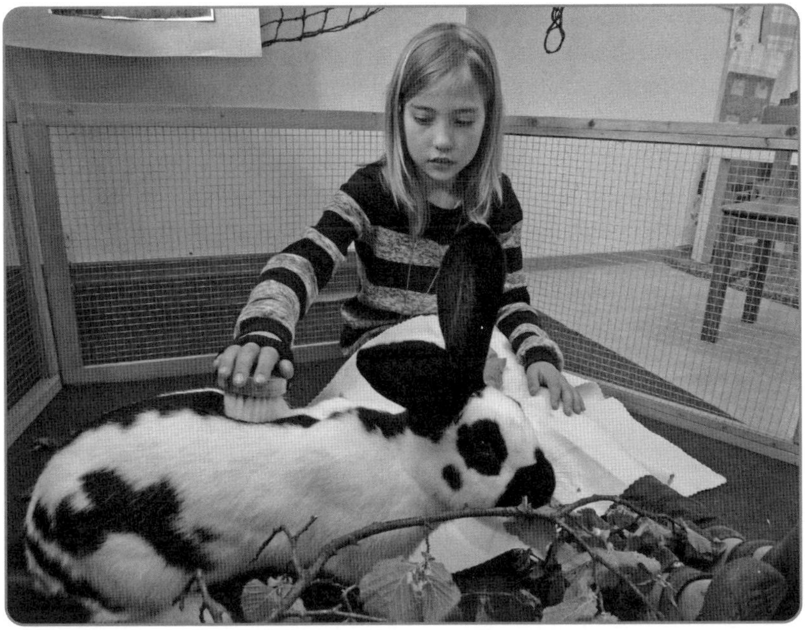

Abbildung 4.21: Kaninchen müssen langsam daran gewöhnt werden, angefasst, gegriffen und hochgehoben zu werden. Für den Einsatz bei Kindern sind größere Rassen besser geeignet als Zwergkaninchen

4.6.3 Gestaltungsideen für Interventionseinheiten

„Häschen hüpf!“ – Parcours für Kaninchen

In den letzten Jahren hat sich auch in Deutschland der Trendsport „Kaninhop“ verbreitet. Beim Kaninhop springen die Kaninchen an Geschirr und Leine, von ihrem Besitzer geführt, über Hindernisse. Der Ursprung dieses Trendsports liegt in Schweden, bereits vor gut zwanzig Jahren begannen dort Kaninchenzüchtende mit dieser Beschäftigung. Es werden regelrechte Wettkämpfe veranstaltet, zu denen Kaninchenhalter anreisen. Der Deutsche Tierschutzbund lehnt diese Veranstaltungen ab, da die Tiere nicht frei in ihrer Entscheidung sind, außerdem teils weite Strecken transportiert und in den Veranstaltungshallen Lärm und Stress ausgesetzt sind.

Auch wir wollen diese Form des „Sports“ nicht empfehlen. Jedoch kann das freie Training der Kaninchen ohne Zwang, Geschirr und Leine eine schöne und abwechslungsreiche Beschäftigung für die Tiere sein. Die Kinder und Jugendlichen müssen es schaffen, sich und ihr Tier für diese Aktivität zu begeistern und sich somit immer wieder der Frage stellen: „Wie können wir miteinander ohne Zwang kommunizieren?“ Gelingt ihnen dies, erleben sie, dass sie und ihr Tier eine Einheit bilden und dass es mit Spaß und Freude im Freispringen die Hindernisse absolviert. Teamarbeit ist erforderlich – Empathie und Sozialverhalten können damit sehr gut geschult werden. Nimmt das Kaninchen ein Hindernis, kann es mit etwas besonders Leckerem (einem Stückchen Gurke, einem Blatt Löwenzahn) unmittelbar belohnt werden. Oft hüpfen Kaninchen schon über die Sprünge, wenn sie auf der anderen Seite die Belohnung wahrnehmen. Dass selbstverständlich keine zu hohen oder zu gefährlichen Hindernisse, von denen Verletzungsgefahr ausgeht, verwendet werden, versteht sich von selbst. Niedrige Sprünge reichen völlig aus, da es eben nicht um Leistung, sondern das Miteinander geht.

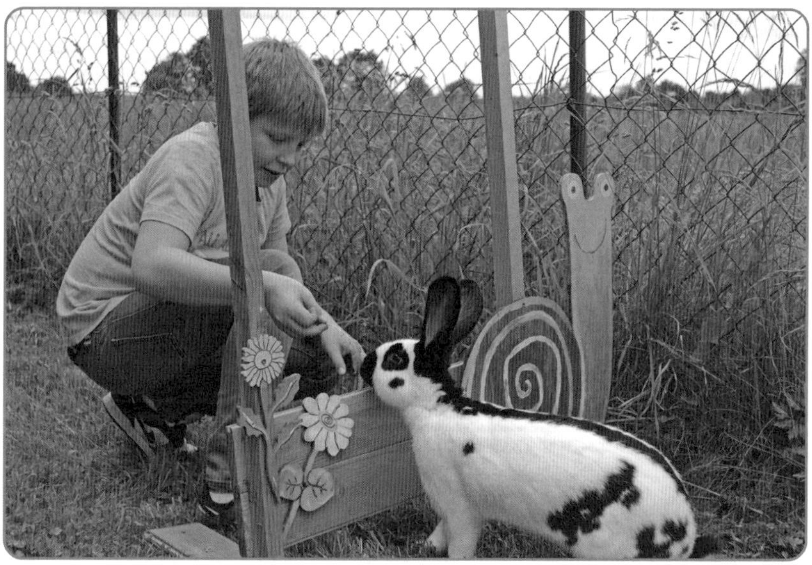

Abbildung 4.22: Beim freien Training mit Kaninchen ist Teamarbeit erforderlich

Die Herstellung der Hindernisse schafft zusätzlich die Möglichkeit, mit den Kindern und Jugendlichen kreativ zu arbeiten und die Motorik zu schulen. Die Hindernisse werden aus Holz selbst gebaut und angemalt. Für die Kinder und Jugendlichen ist es etwas Besonderes, wenn die Kaninchen das von ihnen gebaute Hindernis passieren. Hierbei können Kinder lernen, den gemeinsamen Erfolg mit den Tieren zu genießen. Sie geben ihnen Schutz und Sicherheit. Ohne dieses Zusammenspiel werden sie die Erfahrung machen, dass sich ihr Partner bei den Hindernissen „verweigert“, was aber wiederum eine sehr gute Gesprächsgrundlage bietet. Für den Anfang empfiehlt es sich jedoch auf jeden Fall, die Übungen im vertrauten Umfeld des Kaninchens vorzunehmen und ein erfahrenes Tier einzusetzen, das seine Aufgabe bereits kennt und gerne die Hindernisse nimmt, um zuerst einmal Spaß und Freude an dem Umgang mit dem Tier zu wecken. Man kann dabei dann sehr gut ins Gespräch kommen, zum Beispiel über die Fragen „Was bedeutet es zu lernen?“, „Wie bringe ich jemandem etwas bei?“, „Was ist Über- bzw. Unterforderung?“.

Erstellung eines Herbariums mit Futterpflanzen

Unter einem Herbarium versteht man in der Regel eine Sammlung getrockneter oder gepresster Pflanzen bzw. Pflanzenteile. Um sich mit dem Thema der artgerechten Ernährung von Kaninchen auseinanderzusetzen, bietet die Erstellung eines Herbariums sehr gute Möglichkeiten. Da Kaninchen Frischköstler sind, gibt es unzählige Pflanzen, die sich für das Herbarium eignen. Zu allen Jahreszeiten kann man Kräuter, Gräser, Blätter und Blumen sammeln. Ergänzend können aber auch Baum- und Feldfrüchte – im Sommer verschiedene Beeren oder im Herbst Nüsse – hinzugefügt werden. Die Bestimmung der jeweiligen Pflanzen kann ganz klassisch mit Pflanzenführern oder per App erfolgen. Die gesammelten Werke werden anschließend mithilfe einer Pflanzenpresse oder aber in dicken Büchern für einige Wochen gepresst. Beeren, Nüsse und Zweige können bei Raumtemperatur oder auf der Heizung bzw. im Dörrautomaten getrocknet werden. Gräser, Blätter etc. können auf Papier aufgeklebt, größere Teile in kleinen Dosen aufbewahrt werden. Wer mag, beschriftet diese nicht nur mit dem Namen der Pflanze oder des Pflanzenteils, sondern fügt weitere Informationen hinzu: Wo ist der Standort, wann wächst die jeweilige Pflanze, wie groß wird sie?

Als Variante können Kräuter über den Sommer gesammelt und getrocknet werden, um im Winter als Trockenmischung für die Kaninchen zu dienen. Wenn die speziellen Vorlieben der jeweiligen Tiere bekannt sind, können so ganz besondere Leckereien zusammengestellt werden.

Bewegungsspiele zum Thema Kaninchen

Bei Bewegungsspielen stehen die körperliche Bewegung und die Förderung der Motorik im Vordergrund. In jeder Altersstufe ist körperliche Bewegung von großer Bedeutung, kommt sie doch oft bei Kindern und Jugendlichen viel zu kurz. Wenn es also aufgrund von Gruppengrößen, Auslastung der einsetzbaren Kaninchen oder zum Beispiel mangelnder Konzentrationsfähigkeit der jungen Menschen nicht möglich ist, mit dem Tier selbst zu arbeiten, bieten Bewegungsspiele zum Thema eine schöne Alternative.

„Wer ist das Kaninchen?"

Alle Kinder bis auf eines bilden einen Stuhlkreis. Das Kind ohne Stuhl ist der Kaninchenfänger und muss kurz aus der Spielsituation gehen. In der Zwischenzeit legen die anderen Kinder fest, wer das Kaninchen spielen soll. Die Übrigen überlegen sich ein anderes Tier, das sie sein möchten. Dann kommt der Kaninchenfänger wieder hinzu. Er geht im Kreis herum und fragt die Kinder nacheinander: „Bist du das Kaninchen?" Das jeweilige Kind antwortet z. B.: „Nein, ich bin der Hund." Trifft der Kaninchenfänger auf das „echte" Kaninchen, antwortet dieses nicht. Stattdessen hält das betreffende Kind seine Hände seitlich an den Kopf und simuliert damit Kaninchenohren. Dies ist das Zeichen für alle Kinder, aufzuspringen und ihre Plätze zu tauschen. Auch der Kaninchenfänger versucht, einen Stuhl zu ergattern. Das Kind, das am Ende keinen Platz hat, ist der Kaninchenfänger in der nächsten Runde (ab Kindergartenalter).

„Hund – Kaninchen – Kohl"

Ein Kind spielt das Kaninchen, eines den Hund, mindestens drei andere setzen sich als Kohlköpfe auf den Boden. Der Hund versucht, das Kaninchen zu fangen. Dieses kann sich retten, indem es sich als Kohlkopf tarnt und zwischen die anderen in den Kreis hockt. Dafür springt ein anderer Kohlkopf auf und rennt als Kaninchen um den Kohl. Erwischt der Hund ein Kaninchen, werden die Rollen getauscht (ab 5 Jahren).

„Kaninchen-Fangspiel"

Hierzu werden drei verschiedenfarbige Plüschkaninchen (z. B. weiß, braun, schwarz) benötigt. Vor Spielbeginn werden drei Fänger bestimmt. Jeder erhält eines der farbigen Kaninchen. Alle anderen Mitspielenden laufen frei herum und versuchen, nicht erwischt zu werden. Wird man aber von einem Kaninchen berührt, so muss man eine Zusatzaufgabe (z. B. Hoppelsprünge, Strecksprünge oder Kniebeugen) ausführen – bei Berührung mit dem weißen Kaninchen einmal, beim braunen Kaninchen dreimal und beim schwarzen Kaninchen fünfmal.

„Kaninchen auf dem Feld"

Eine Spielerin oder ein Spieler, der Jäger, stellt sich an ein Ende des definierten Spielfeldes, die übrigen Mitspielenden (die „Kaninchen") stellen sich an das gegenüberliegende Ende. Der Abstand kann je nach Alter der Teilnehmenden und Schwierigkeitsgrad variiert werden, sollte aber etwa zehn bis zwanzig Meter betragen.

Der Jäger dreht sich nun um und ruft dabei den Satz: „Ein Kaninchen läuft über das Feld!" Während dieser Worte rennen ihm die Kaninchen entgegen. Nach dem Satz dreht sich der Jäger sofort wieder um. Alle Kaninchen müssen wie versteinert stehen bleiben. Alle Kaninchen, die das nicht rechtzeitig schaffen und die der Jäger sich noch bewegen sieht, werden von ihm zurück an den Start geschickt. Sie dürfen in der nächsten Runde weiter mitspielen, haben allerdings noch die gesamte Strecke vor sich. Anschließend dreht sich der Jäger wieder um und eine neue Runde beginnt. Die restlichen Kaninchen laufen von ihrem jeweiligen Standort weiter. Schafft es ein Kaninchen, den Jäger rechtzeitig zu erreichen, hat es gewonnen. Es wird zum neuen Jäger, die Kaninchen beginnen wieder auf der gegenüberliegenden Seite loszulaufen.

4.6.4 Weitere Empfehlungen

An dieser Stelle möchten wir auf das Praxiskapitel 4.5 „Meerschweinchen" verweisen. Nahezu alle Vorschläge von Beschäftigungsmöglichkeiten für Meerschweinchen sind auch auf Kaninchen zu übertragen.

Weitere Tipps finden sich unter:

Ideen für Beschäftigung und Spielzeug:
↗ https://www.kaninchenwiese.de/umgang/beschaeftigung

Kaninchenhilfe Deutschland e. V., Beschäftigungstipps:
↗ https://www.kaninchenhilfe.com/haltung/beschaeftigung

Kaninchen-Memory: „Doppel Hoppel Hasenfreunde – Tolles Spiel für die ganze Familie" von Starnberger Spiele (ab 6 Jahre)

Sachbuch *Mein Kaninchen: Rundum gesund* von Esther Schmidt (2009), inklusive Info-Poster

4.7 Hühner

INFOBOX

- weltweit über 500 Arten
- Lebensdauer: 8–10 Jahre
- Gewicht: durchschnittlich 1–4 kg
- Brutzeit: 21 Tage
- Fluchttier
- Meldepflicht Veterinäramt, Tierseuchenkasse
- Impfpflicht gegen Newcastle Disease

Hühner gelten als das am häufigsten von Menschen gehaltene Haustier. Über fünfhundert Arten gibt es weltweit, die alle eine sehr lange Domestikastionsgeschichte mit uns Menschen verbindet. Größe und Gewicht variieren ebenso stark wie die verschiedenen Farbschläge der Groß- und Zwerghuhnrassen. Die durchschnittliche Brutzeit einer Henne beträgt 21 Tage, bis die Küken schlüpfen. Hühner sind Fluchttiere, die häufig als Beute von Greifvögeln und anderen Raubtieren gejagt werden.

In den letzten Jahren haben Hühner im Zusammenhang mit der tiergestützten Arbeit immer mehr an Bedeutung gewonnen, sind sie doch von Natur aus in der Regel neugierig und kontaktfreudig. Die meisten Kinder und Jugendlichen nähern sich ihnen unbefangen und verbinden mit ihnen keine negativen Erfahrungen. Das Huhn wird ursprünglich als Nutztier angesehen. Wir kennen es als Lieferant von Eiern, Fleisch und Federn. In der tiergestützten Arbeit können wir uns neben diesen Eigenschaften auch auf den körperlichen Kontakt beziehen. Obwohl Fluchttier, lassen sich viele Hühner nach entsprechender Gewöhnung freiwillig anfassen und streicheln. Damit bieten die Hühner ein angenehmes taktiles Erlebnis im tiergestützten Einsatz. Aufgrund ihres ausgeprägten Sozialverhaltens und ihrer verbalen und nonverbalen Kommunikation eignen sie sich zudem sehr gut, um soziale Kompetenzen und die akustische Wahrnehmung zu fördern. Mit genügend Geduld können ihnen vielfältige kleine Kunststücke beigebracht werden, weswegen sie sich auch für die Zirkusarbeit eignen.

Bei der Haltung von Hühnern sind die Meldepflicht (auch bei kleinen Beständen) beim zuständigen Veterinäramt und bei der Tierseuchenkasse sowie die bundesweite Impfpflicht gegen die Newcastle-Krankheit zu beachten.

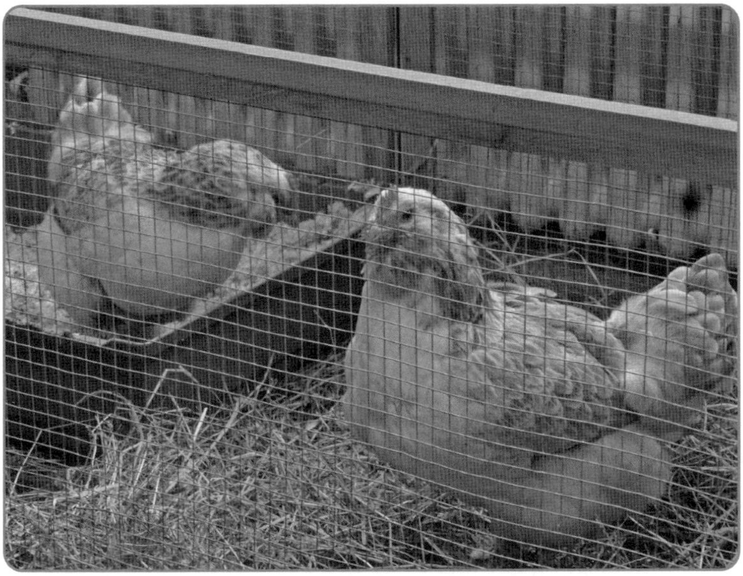

Abbildung 4.23: Hühner haben ein ausgeprägtes Sozialverhaltens und eignen sich daher sehr gut zur Förderung sozialer Kompetenzen

4.7.1 Hedonisches Budget

Haltungsanforderungen

Hühner dürfen niemals in Einzelhaltung gehalten werden. Auch der tiergestützte Einsatz sollte daher immer mit mindestens zwei Tieren erfolgen, um ein Sicherheitsgefühl zu vermitteln. Eine Gruppengröße von vier bis sechs Hennen mit einem Hahn ist ideal. Leider ist die Hühnerhaltung im kommerziellen Bereich immer noch auf viel zu kleinen Flächen erlaubt. Häufig ist die Besatzdichte für die zur Verfügung stehende Fläche viel zu hoch. Für die tiergestützte Arbeit benötigen wir andere Voraussetzungen, um zufriedene, entspannte Tiere zu bekommen, die ihr ausgeprägtes Sozialverhalten zeigen. Daher orientieren wir uns beim Platzbedarf an den Empfehlungen der Tierärztlichen Vereinigung für Tierschutz e. V. (TVT) für Hühner im sozialen Einsatz. Die tierärztliche Vereinigung empfiehlt als Mindestgröße für den Stall bei zwei Hühnern großer Rassen oder bei vier Hühnern der Zwerghuhnrassen einen Quadratmeter. Zusätzlich sollte die Auslauffläche bei fünf Hühnern mindestens einhundert Quadratmeter umfassen. Immer wieder mal kommt es auf Anordnung der Behörden zur Aufstallpflicht aufgrund der Vogelgrippe. Dies sollte bei der Stall- und Auslaufplanung unbedingt mit bedacht werden.

Ein Teil des Auslaufs muss daher überdacht und bei Bedarf notfalls mit einem kleinmaschigen Netz gesichert werden können. Stall und Auslauf sollten abwechslungsreich und strukturiert eingerichtet werden. Als Fluchttiere benötigen Hühner in ihrem Auslauf unbedingt Deckungsmöglichkeiten wie Unterschlüpfe, Büsche und Sträucher. Zusätzlich werden ein überdachtes Sandbad zur Gefiederpflege (Schutz vor Parasiten), Schattenplätze und ein Windschutz benötigt. Die Schlafplätze sollten hoch gelegen sein und ausreichend Sitzstangen, passend für Größe und Anzahl der Tiere, bieten. Für die Eiablage sollten im Stall Legenester vorhanden sein. Als Stalleinstreu eignen sich Späne, Strohmehl, Holzschnitzel und für den Nestbau Stroh und Heu.

Bei artgerechter Haltung entfernen sich Hühner nicht dauerhaft sehr weit von ihrem Stall. Abends kehren sie in der Regel zu ihren Futter- und Schlafplätzen zurück. Es ist somit durchaus möglich, Hühner im Freilauf ohne Einzäunung zu halten. Die wenigsten Stallungen geben dies jedoch her, ohne die Tiere selbst zu gefährden oder die umliegenden Nachbarn zu verärgern. Um z. B. Hunde fernzuhalten, die Tiere vor Autoverkehr zu schützen oder um den Blumengarten vor scharrenden Hühnerbeinen zu bewahren, wählen die meisten Hühnerhaltenden eine Einzäunung des Auslaufs. Die Höhe, die diese haben sollte, um von den Hühnern selbst nicht überflogen werden zu können, variiert je nach Rasse sehr stark. Man sollte sich vorab bei Züchtern bzw. Haltern der gewählten Rasse informieren.

Ernährung

Hühner scharren gerne und sind einen großen Teil des Tages mit Nahrungssuche und -aufnahme beschäftigt. In der Natur ernähren sie sich von Körnern, Saaten, Gras, Würmern, Schnecken und Insekten. Sollten sie diese nicht in ihrem Auslauf finden, ist es sehr wichtig, die Fütterung abwechslungsreich und mit Beschäftigungsideen zu gestalten. Zum einen wirkt sich eine einseitige, unter Umständen nicht artgerechte Fütterung auf den Gesundheitszustand und das Legeverhalten der Tiere aus, zum anderen neigen Hühner bei starker Langeweile dazu, Fehlverhalten wie z. B. Federpicken oder Eierfressen zu entwickeln.

Gerade bei kleineren Ausläufen ist es empfehlenswert, zusätzlich ein Mineralfuttermittel zur Verfügung zu stellen, das sowohl den Kalk- als auch den Nährstoffbedarf abdeckt. Vor allem in der Zeit der Mauser besteht ein erhöhter Nährstoffbedarf. Als Allesfresser nehmen Hühner zwar viele Nahrungsmittel dankbar auf, doch Vorsicht ist bei sehr energiereichem Futter (Mais, Brot) geboten. Essensreste haben im Hühnerstall nichts zu suchen und können unter Umständen sogar Krankheiten auslösen. Frisches Trinkwasser muss ständig zur Verfügung stehen. Die Fütterung ist abhängig von der Auslauffläche und -gestaltung sowie der gewählten Rasse. Die Tiere sollten mindestens zweimal täglich mit im Handel erhältlichem Körnerfutter versorgt werden.

Gesundheitsprophylaxe und Hygiene

Wie häufig Stall und Auslauf gereinigt werden müssen, richtet sich nach der Besatzdichte. Mindestens einmal pro Woche sollte der Stall gründlich gereinigt werden. Kotplätze (in der Regel der Platz unter den Sitzstangen), Trink- und Futterschalen täglich. Der Hühnerstall muss gegen Schadnager (Mäuse, Ratten, Marder) abgesichert werden. Diese können nicht nur Krankheiten in den Stall einschleppen, sondern sogar Tiere verletzen oder töten. Je nach lokaler Lage kann auch ein Schutz vor Greifvögeln in Form von Netzen vonnöten sein.

Die Wände des Stalls sollten möglichst glatt sein, um einem starken Befall durch die Vogelmilbe vorzubeugen. Zusätzlich können im Handel erhältliche Produkte, wie z. B. Kieselgur (körnig-pulvrige Substanz, größtenteils aus den Schalen von fossilen Kieselalgen), prophylaktisch eingesetzt werden. Der Stall sollte gut belüftet, aber zugfrei sein. Kranke Hühner zeigen leider erst sehr spät Symptomatiken anhand ihres Verhaltens und können diese über eine längere Zeit oft gut verbergen. Steht ein Huhn müde, aufgeplustert, mit struppigem Gefieder teilnahmslos herum, ist es leider meistens schon zu spät, um noch helfen zu können. Viele Geflügelerkrankungen übertragen sich in der Gruppe schnell von Tier zu Tier und sind hoch ansteckend. Deshalb ist eine tägliche Sichtung der Tiere bzw. ihres Gesundheitszustandes sehr wichtig. Dazu gehört die Kontrolle von Haut, Gefieder, Kammfarbe, Kotkonsistenz, Kloakenregion und Ernährungszustand. Zumindest Ektoparasiten können so frühzeitig bemerkt werden. Gegen einige Erkrankungen gibt es gut wirksame Schutzimpfungen. Leider sind diese meistens nur in sehr großen Gebinden erhältlich und verlieren ihre Haltbarkeit innerhalb kürzester Zeit. Eine tierärztliche Beratung ist darum empfehlenswert. Hilfreich kann auch die Kooperation mit einem ortsansässigen Geflügelverein sein, um die Tiere impfen zu können. Einige gängige Impfungen sind: Newcastle-Krankheit (bundesweite Impfpflicht), Marek'sche Geflügellähme, Kokzidiose (Parasiten) und infektiöse Bronchitis.

Um sich intensiver mit der Haltung von Hühnern zu befassen und um verschiedene Rassen kennenzulernen, empfehlen wir den YouTube-Kanal von Robert Höck „Happy Huhn" sowie die dazugehörige Buchausgabe *Happy Huhn, Das Buch zur YouTube-Serie: Von dem Vergnügen, glückliche Hühner halten zu dürfen* aus dem Cadmos Verlag.

Zoonosen

Übertragungswege: Tier-Tier-Mensch (Kontakt), Futter-Tier-Mensch (Enteral, Kontakt), Tier-Vektor-Mensch (Biss), Tier-Luft-Mensch (Staub, Atemwege), Tier-Lebensmittel-Mensch (Enteral), Mensch-Tier-Mensch (Kontakt)

Bekannteste Zoonoserisiken sind die Darmbakterien Salmonellen und Campylobacter, Parasitenbefall durch Flöhe und Vogelmilben sowie Infektionen der Atemwege durch Chlamydien.

Nach jedem Mensch-Tier-Kontakt die Hände waschen und desinfizieren; zur Reinigung zusätzlich Handschuhe tragen und auf Schutzmaßnahmen der Atemwege achten (z. B. ausreichend lüften); immungeschwächte Menschen sollten Kontakt mit Kot und anderen Hinterlassenschaften vermeiden; gutes Hygiene- und Prophylaxemanagement

4.7.2 *Aus der Praxis*

Aufgrund ihrer Größe und der sich daraus ergebenden einfachen Transportmöglichkeit können Hühner sehr gut im mobilen Einsatz eingesetzt werden. Dies sollte den Tieren aber vorab mit Geduld und Vorsicht im Training beigebracht werden, um sie keinem Stress auszusetzen. Rituale, die sie an den Handkontakt bis hin zum Auf-den-Arm-Nehmen gewöhnen, sollten täglich durchgeführt werden. Auf gar keinen Fall dürfen die Tiere zum Einfangen gejagt werden. Das Training erfolgt ausschließlich mit positiver Verstärkung. Die Hühner sollten an den engen Kontakt mit Menschen und die dazugehörigen Geräusche gewöhnt sein.

Bei Hühnerrassen ist das Temperament sehr unterschiedlich ausgeprägt. Sie sollten daher nicht allein nach der Optik, sondern mit Blick auf die Zielsetzung in den Einsätzen gewählt werden. Es kann in der tiergestützten Arbeit hilfreich sein, eine Gruppe Hühner aus unterschiedlichen Rassen oder zumindest verschiedenen Farbschlägen zusammenzustellen, um die einzelnen Tiere auseinanderhalten zu können (Achtung: Bei unterschiedlichen Rassen sollte die Größe der Tiere zueinander passen!).

Grundsätzlich muss immer mit bedacht werden, dass Hühner trotz aller Neugier Fluchttiere sind. Aufgeschrecktes Flügelschlagen stresst sowohl das Tier als auch den Menschen. Bei Einsätzen mit mobilen Gehegen sollte es daher immer Rückzugsmöglichkeiten für die Tiere geben.

Viele Menschen zucken bei Berührungen durch einen Hühnerschnabel aus Furcht vor Schmerz zurück. Gerade Körnerfutter sollte daher bei Erstkontakten besser aus kleinen Schalen oder von einem kleinen Teller gegeben werden statt direkt aus der Hand, um Schreckreaktionen zu vermeiden.

4.7.3 Gestaltungsideen von Interventionseinheiten

Vom Ei zum Huhn

Es gibt nur wenige Tiere mit einem solchen Niedlichkeitsfaktor wie ein kleines, flauschiges gelbes Küken. Ein Hühnerküken ist von Geburt an selbstständig. Hat es sich erst von dem anstrengenden Schlupf aus dem Ei erholt, läuft es, frisst es, trinkt es wie ein großes Huhn. Einer Glucke (das heißt eine Henne, die brütet oder Küken führt) bedarf es aufgrund der vielfältigen Kunstbrutmöglichkeiten nicht. Der Gedanke, ein Projekt durchzuführen, in dem die Kinder und Jugendlichen mitverfolgen können, wie aus einem „normalen" Ei innerhalb von 21 Tagen ein Küken wird, entsteht dadurch schnell. Ein wenig technisches Verständnis reicht aus, und die Kosten für Bruteier sowie Brutautomat sind überschaubar.

Doch Vorsicht! Zwar ist solch ein Projekt mit eines der schönsten und emotionalsten, doch kann dabei auch eine ganze Menge schiefgehen und bedarf viel Erfahrung. Unter anderem stellen sich dabei Fragen wie: Wohin mit den Küken? Wo ziehe ich die Tiere auf? Was mache ich mit den Hähnen?

Die Küken sind nach dem Schlupf zwar schon innerhalb kürzester Zeit sehr selbstständig, benötigen aber trotzdem Dinge wie eine zusätzliche Wärmequelle (Wärmelampe oder Kükenplatte), die ihnen die Glucke ersetzt, da sie sehr schnell auskühlen. Auch an notwendige Impfungen sowie passendes Aufzuchtfutter muss von Anfang an gedacht werden. Da ihnen die Glucke fehlt, müssen die Menschen die Küken behutsam an verschiedene Futterangebote und Außenreize gewöhnen.

Eine Kunstbrut kann die Natur nur bis zu einem gewissen Grad simulieren. Je nach Qualität des Brutapparates ist es unterschiedlich schwierig, die notwendigen Parameter für die Kunstbrut in den verschiedenen Entwicklungsstadien des Kükens zu erfüllen. Temperatur und Luftfeuchtigkeit müssen absolut gewissenhaft kontrolliert und bei Bedarf reguliert werden. Ein Abweichen der Parameter führt zum Tode der Küken! Gerade auch während des Schlupfvorganges müssen unbedingt die Werte stimmen, um bspw. ein Verkleben der Küken an den Eierschalen zu verhindern. Auch wenn man alles richtig macht, werden meistens nicht aus allen befruchteten Eiern Küken schlüpfen. Mit dieser Erfahrung gilt es umzugehen und sie den Kindern und Jugendlichen entsprechend zu vermitteln.

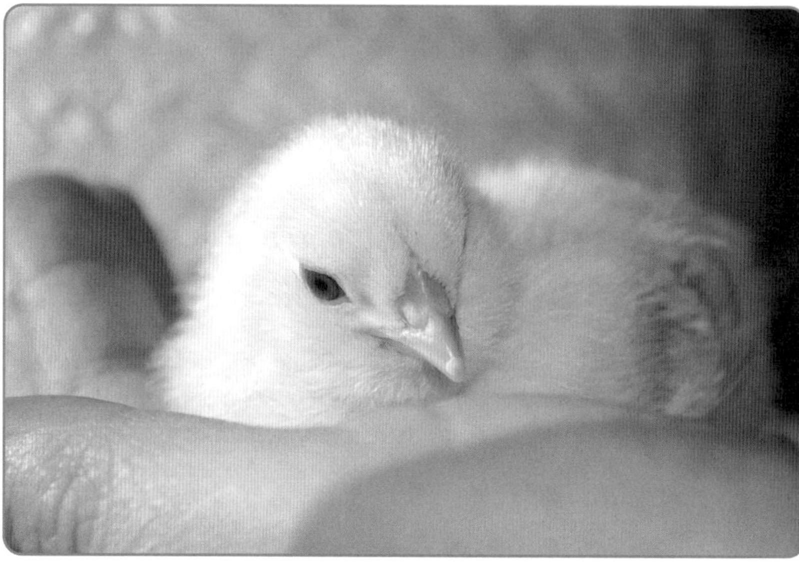

Abbildung 4.24: Vom Ei zum Huhn – die Kinder und Jugendlichen lernen bei diesem Projekt die unterschiedlichen Entwicklungsstadien des Kükens

Wer bisher keine umfangreichen Erfahrungen im Bereich der Hühnerhaltung, Brut und Aufzucht gemacht hat, sollte auf keinen Fall mit einem solchen Projekt starten. Eine Alternative wäre es, bei ortsansässigen erfahrenen Züchtern oder Züchterinnen eine Brut als Besucher mit zu begleiten.

Den Kindern und Jugendlichen sollten die unterschiedlichen Entwicklungsstadien des Kükens bei diesem Projekt vor Augen geführt werden. In der Brutzeit sollten die Eier zweimal (nach ca. einer Woche und kurz vor dem Schlupf) mit einer sogenannten Schierlampe durchleuchtet werden. Dies ist wichtig, um zu erkennen, welche Eier befruchtet sind und welche nicht. Nicht befruchtete Eier oder Eier, in denen der Embryo sich nicht weiterentwickelt hat, müssen aus dem Apparat entfernt werden. Die Kinder und Jugendlichen können durch die Lampe sehr gut erkennen, in welchen Eiern Leben entsteht, den Herzschlag und sogar Kükenbewegungen sehen.

Es muss unbedingt gewährleistet sein, dass die Kinder und Jugendlichen nicht eigenmächtig den Brutapparat öffnen oder gar Temperatur und Luftfeuchtigkeit verändern. Der Brutvorgang sollte in einem ruhigen Raum mit einer konstanten Temperatur stattfinden. Auch vor Erschütterung müssen die Eier geschützt werden.

Wenn die Küken geschlüpft sind, brauchen sie erst mehrere Stunden, um zu trocknen und sich zu erholen. Erst wenn sie vollständig getrocknet sind, können sie aus dem Brutapparat entnommen werden. Danach können sie ein paar Tage in der Einrichtung bei den Kindern und Jugendlichen verbleiben und versorgt werden. Zur Aufzucht für die ersten Tage eignen sich am besten sogenannte Kükenheime oder auch große Kleintierkäfige, bei denen jedoch unbedingt auf Zugfreiheit zu achten ist. Auch die Kükenunterkünfte sollten schon die Bedürfnisse des hedonischen Budgets größen- und altersentsprechend erfüllen.

Nach der ersten Woche beginnt sich das Federkleid der Küken zu entwickeln. Der Flaum geht verloren und die ersten Federn kommen. Dies führt zu einer nicht zu unterschätzenden Staubbelastung. Die Tiere sollten nun in ihr zukünftiges Zuhause umziehen, in dem sie weiter aufwachsen. Trotz wachsender Befiederung benötigen die Küken weiterhin eine zusätzliche Wärmequelle, die sie bei Bedarf aufsuchen können.

Um die Küken wertschätzend zu verabschieden, kann eine kleine Tauffeier durchgeführt werden, in der sie ihre Namen bekommen. Schön ist es, wenn zumindest gelegentlich Fotos, die das weitere Aufwachsen der Tiere dokumentieren, gezeigt werden können. Die erwachsenen Hühner werden später einmal besucht oder kommen selbst noch einmal zu Besuch in die Einrichtung.

Eine sehr gute Lernmöglichkeit, den Kindern und Jugendlichen die verschiedenen Entwicklungsstadien eines Kükens näherzubringen, ist das von Learning Resources herausgegebene Exploration-Set „Chick Life Cycle". Das Set beinhaltet 21 Kunststoffeier, die die Entwicklung des Kükens bildlich zeigen. Ähnlich einem Adventskalender kann man so jeden Tag ein Ei öffnen und den aktuellen Stand erkennen. Gleichzeitig wird dadurch die Wartezeit verkürzt und gerade kleinere Kinder bekommen eine bildliche Vorstellung davon, wie lange es noch bis zum Schlupf dauert.

Hühner – weit mehr als nur ein Nutztier

Wir finden es in der tiergestützten Arbeit wichtig, den Kindern und Jugendlichen auch den ethischen Aspekt (altersangemessen) in der Nutztierhaltung von Hühnern näherzubringen. Um diesen Themenschwerpunkt anzugehen, bedarf es nicht unbedingt des direkten Kontaktes zum Tier. Für das bessere Verständnis hilft es jedoch, einen Hühnerhof zu besichtigen, auf dem das Verhalten der Tiere beobachtet werden kann.

Zu Beginn sollte mit den Kindern und Jugendlichen das hedonische Budget der Hühner erarbeitet werden. Anhand dieses Wissens werden anschließend die verschiedenen Haltungsformen wie Käfig-, Boden-, Freiland- sowie Biohaltung besprochen und beurteilt. Dazu sollte erklärt werden, wie sie welche Form beim Einkauf erkennen können (Eierstempel, Packungsangaben). Mit bspw. einem Schuhkarton kann danach jedes Kind seinen eigenen idealen Hühnerstall als Modell nachbauen. Vorab kann besprochen werden, welche Dinge auf jeden Fall in einen Stall hineingehören, um den Tieren ein artgerechtes Leben zu ermöglichen.

Das Kamishibai-Bildkartenset „Wie lebt das Huhn?“ von Katharina Stöckl-Bauer (2020) eignet sich dafür, auch jüngere Kinder über die Bedürfnisse der Tiere zu informieren.

Der Nahrungsverbrauch von Eiern in Deutschland lag laut dem Bundesministerium für Ernährung und Landwirtschaft im Jahr 2020 bei sage und schreibe 19,9 Milliarden Stück. Dies ergibt einen durchschnittlichen Pro-Kopf-Verbrauch von 239 Eiern pro Bundesbürger und -bürgerin (Bundesministerium, 2020). Umso naheliegender, sich bei der Thematik Huhn auch ausführlich mit dem Ei zu beschäftigen. Mit Hühnereiern können spannende Experimente durchgeführt werden. Wie ist das Ei aufgebaut? Woran erkenne ich ein frisches Ei? Wie viele Eier legt ein Huhn in seinem Leben? Diesen und weiteren Fragen können die Kinder und Jugendlichen nachgehen und das Ganze gegebenenfalls mit leckeren Kochrezepten ergänzen. Zu dem Thema Ei kann sich auch mit der Fleischnutzung (z. B. Masthähnchenhaltung) auseinandersetzt werden.

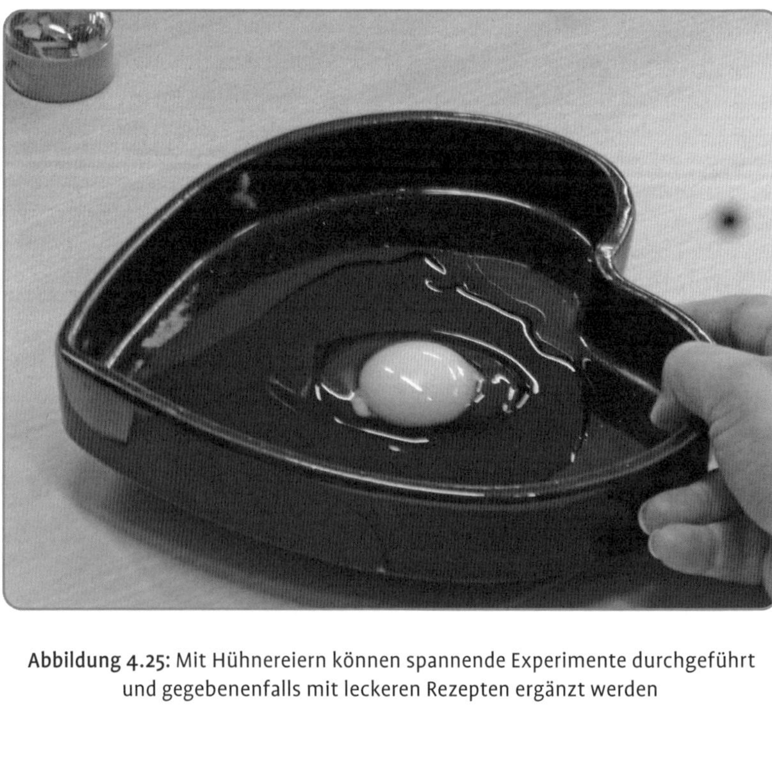

Abbildung 4.25: Mit Hühnereiern können spannende Experimente durchgeführt und gegebenenfalls mit leckeren Rezepten ergänzt werden

Auch mit den Federn kann experimentiert und ausprobiert werden. So kann man versuchen, mit ihnen zu schreiben, so wie es die Menschen früher getan haben, sie anmalen, fühlen, wie warm sie halten, oder einfach nur beobachten, wie sie langsam zu Boden schweben.

In der Reihe *Mein kleines Labor* gibt es eine „Experiment-Ei"-Ausgabe von Cécile Jugla und Jack Guichard (2020), in der eine Menge an Wissen weitergegeben wird und Versuche gezeigt werden. In dem Werkstattbuch *Viel zu tun rund ums Huhn* von Kerstin Schmeing (2005) gibt es neben vielen allgemeinen Informationen einige Experimentideen, die einfach nachgestellt werden können.

Für Ältere bietet es sich an, den Lehrfilm „Das Huhn von Frau Hahn" anzuschauen. Einer Henne aus der Legebatterie wird die Freiheit geschenkt. Der Film dokumentiert, wie das Tier nach und nach die natürlichen Verhaltensweisen entdeckt und aufnimmt. Auf der Seite „Planet Schule" des SWR / WDR kann der Film online angeschaut werden. Zudem gibt es dort zum Film passende Arbeitsblätter, mit denen die Inhalte vertieft werden können (s. „Weitere Online-Ressourcen" im Anhang).

„Du dummes Huhn!" – Warum Hühner gar nicht dumm sind

Dass Hühner alles andere als dumm sind, belegen mittlerweile zahlreiche Studien. Unter anderem berichtete zuletzt die US-amerikanische Biologin Lori Marino in einem Aufsatz im Fachblatt *Animal Cognition* über die Fähigkeiten dieser Federtiere (2017). So können Hühner unter anderem schon als Küken zählen. Sie lösen einfache Rechenaufgaben, können Gesichter ihrer Artgenossen erkennen und besitzen sogar eine gewisses Zeitverständnis. Dazu kommen Mitgefühl und ein Sprachvermögen von über 24 verschiedenen Lautäußerungen, mit denen sie miteinander kommunizieren. Um den Kindern und Jugendlichen zu erklären, wie vielfältig Hühner kommunizieren, haben wir im Anhang des Buches ein Quiz erstellt, das einen Teil der Bandbreite der Lautäußerungen von Hühnern darstellt.

Trotz all dieser zahlreichen Fähigkeiten denken die wenigsten daran, dass Hühner mehr sein können als Nutztiere. Hunde-Agility kennen viele, Hühner-Agility die wenigsten. Dabei ist es keine Hexerei, einem zutraulichen, neugierigen und mutigen Huhn einen Hindernisparcourslauf oder kleine Tricks beizubringen. Eine sehr schöne Auswahl, welche Tricks Hühner erlernen können, findet man in dem YouTube-Video von respekTIERt (s. Anhang) .

Als Trainingsmethode eignen sich am besten das Clicker- und Target-Training. Hierzu gibt es einige Lehrvideos und -bücher, die jedoch meistens die Hundeausbildung als Thema haben. Das Grundprinzip des Trainings ändert sich jedoch bei Hühnern nicht, sodass auch diese Erklärmethoden in der Ausbildung hilfreich sein können. Auch ist es möglich, diese Art von Training mit Hühnern über angebotene Seminare zu erlernen. So bietet zum Beispiel Nina Steigerwald in Bruchhausen-Vilsen sowohl Tagesseminare als auch einwöchige Module an (s. Anhang).

Die tiergestützte Arbeit fängt schon bei der Herstellung der Hindernisse an. Balancierbalken, Wippen, Podeste oder Treppen können mit einfachen Baumarktmaterialien selbst gebaut und verschönert werden. Wer sich die Handwerksarbeit sparen möchte, kann mit Pylonen einen kleinen Slalomparcours oder einen Sprung durch einen Hula-Hoop-Reifen einüben. Auch Materialien aus dem Heimtierbedarf wie Tunnel, Glocken oder Bälle können vielfältig genutzt werden.

Um Hühnern Tricks beizubringen, sind Ruhe und Geduld gefragt. Zwar lernen die Tiere in der Regel schnell, doch als Fluchttiere werden sie ihr Können nicht zeigen, wenn jemand hektisch, unruhig oder gar laut zu ihnen ist. Sowohl auf der menschlichen als auch der tierischen Seite sind Geschicklichkeit und Feingespür gefragt, damit die Übungen gelingen und sich alle Beteiligten wohlfühlen. Um Vertrauen zu bilden und zu erhalten, darf ein Tier niemals zu einer Übung gezwungen werden.

Wie zuvor schon erwähnt, weisen Hühner einen sehr umfangreichen Sprachschatz auf, der anzeigt, wie vielfältig sie miteinander kommunizieren. Kinder und Jugendliche können aufgrund der Unterschiedlichkeit der Geräusche sehr schnell lernen, die verschiedenen Laute zu deuten und sie voneinander zu unterscheiden. Die Tiere in ihrer Kommunikation miteinander zu beobachten ist sehr spannend. Hühner laden immer wieder zum Betrachten, aber auch zum Zuhören ein. Da wären unter anderem das leise Gegacker der Hennen untereinander beim Futtersuchen, das laute Gegacker nach dem Eierlegen, die Glucke, die ihre Küken ruft, der Warnruf, das Hahnengeschrei und der Lockruf des Hahns, wenn er seinen Hennen zeigen will, wo es besonders leckeres Futter zu finden gibt. Wer dabei leise ist, bekommt eine Vielzahl auditiver Reize zu hören, welche die Wahrnehmung schulen. Die Lautäußerungen können im Zusammenhang mit dem Verhalten der Tiere zumeist leicht interpretiert werden und fördern damit die Sozialkompetenzen der Kinder und Jugendlichen. Das Zuhören bei den Lautäußerungen einer Hühnergruppe verlangt ein hohes Maß an Konzentration, wenn wir sie verstehen bzw. deuten wollen (s. Anhang, „Quiz zum Thema Kommunikation von Hühnern").

4.7.4 Weitere Empfehlungen

Experimente rund ums Ei

Drei Ei-Experimente für Kinder: „Ein Ei lernt schwimmen“, „Dünne Schale große Kraft“, „Die Gummihaut“ unter: ↗ https://www.wissen.de/experiment-rund-ums-ei

Verlag Pro Kita, Blog Eier-Experimente: „So bekommt ihr ein durchsichtiges Ei“ unter: ↗ https://www.pro-kita.com/blog/oster-experiment-so-bekommt-ihr-ein-durchsichtiges-ei

Kleiner Forscher: „Wie alt ist das Ei?“ unter: ↗ https://www.haus-der-kleinen-forscher.de/de/praxisanregungen/experimente-fuer-kinder/exp/wie-alt-ist-das-ei

WDR, Heckers Hexenküche: Praktische Eier-Experimente – „Ein Ei auspusten – aber mit nur einem Loch“, „Das Ei des Kolumbus“, „Ein rohes Ei schälen“ unter: ↗ https://kinder.wdr.de/radio/kiraka/hoeren/entdecken/heckers-hexenkueche-eier-experimente-100.html

Spielen und Basteln

Bastelanleitung Brottütenhuhn:
↗ https://tepetua.blogspot.com/2018/03/diy-l-brottuetenhuhn.html

Zoch Gedächtnis- und Geschicklichkeitsspiel: „Zicke Zacke Hühnerkacke“ von Klaus Zoch (für Kinder ab 4 Jahre)

Zoch Würfelspiel: „Heckmeck am Bratwurmeck“ von Reiner Knizia (ab 8 Jahre)

4.8 Schafe

INFOBOX

- weltweit über 500 bis 600 Arten
- Lebenserwartung: 10–15 Jahre
- Gewicht: 45–160 kg
- Tragzeit: ca. 150 Tage, 1–3 Jungtiere
- Fluchttier
- Meldepflicht Veterinäramt, Tierseuchenkasse
- Kennzeichnungs- und Bestandsbuchpflicht

Schafe gehören mit zu den ältesten Wirtschaftstieren. Mittlerweile gibt es über 500 verschiedene Arten. Je nach Art unterscheiden sie sich deutlich in Größe und Gewicht. Das männliche Schaf bezeichnet man als Bock oder Widder, das weibliche als Mutterschaf, Au, Aue oder Zibbe. Männliche kastrierte Tiere, die älter als ein Jahr sind, werden als Hammel bezeichnet. Die Tragzeit weiblicher Tiere beträgt im Durchschnitt 150 Tage. Ihre Nachkommen werden bis zu einem Alter von einem Jahr Lämmer genannt.

Früh erkannten die Menschen, dass Schafe sowohl friedlich, genügsam als auch widerstandsfähig sind und sich vielfältig nutzen lassen. Ihr Fleisch, ihre Wolle, Milch, Hörner, Felle und Knochen werden seit Jahrtausenden von uns verwendet. Als reine Pflanzenfresser eignen sie sich zudem sehr gut für die Landschaftspflege. Die heutigen Schafrassen unterteilt man in Fleisch-, Milch-, Land- und Merinorassen. Haupterwerbsschäfereien sind in den letzten Jahrzehnten immer seltener in Deutschland anzutreffen, gleichzeitig hat die Zahl der Nebenerwerbs- und Hobbytierhalter stark zugenommen.

Als gruppenbildende, sehr soziale Tiere werden die Schafe häufig nur als große Herde wahrgenommen und weniger als individuelles einzelnes Tier. Für die tiergestützte Arbeit bieten sich Schafe jedoch auch gut als Kleingruppe von drei bis fünf Tieren an. Böcke sollten dabei immer kastriert sein.

Bei Schafen muss die Bestandszahl beim örtlichen Veterinäramt, der Tierseuchenkasse und der Schaf-/Ziegen-Datenbank gemeldet werden. Der/die Haltende ist gesetzlich dazu verpflichtet, die Tiere über Ohrmarken und Transponder zu kennzeichnen und ein Bestandsbuch/-register zu führen.

4.8.1 Hedonisches Budget

Haltungsanforderungen

Schafe dürfen niemals einzeln gehalten werden. In der Natur leben sie auf Weideflächen in großen sozialen Herdenverbänden. Nur im Zusammenleben mit Artgenossen empfindet das Schaf als Fluchttier genügend Schutz. Bei drohender Gefahr suchen Schafe den direkten Körperkontakt zu ihren Artgenossen. Da sie den größten Teil des Tages mit ihrer Nahrungsaufnahme beschäftigt sind, benötigen Schafe ausreichend Weide- und Bewegungsflächen. Die Rassen unterscheiden sich teilweise stark in Größe und Gewicht, was eine allgemeine Empfehlung der erforderlichen Flächengröße schwierig macht. Die Tierärztliche Vereinigung für Tierschutz empfiehlt für Tiere im sozialen Einsatz als Flächenbedarf für die Stall- und Laufhaltung mindestens acht Quadratmeter pro Tier, die sich in zwei Quadratmeter Stallfläche und sechs Quadratmeter Laufbereich aufteilen. Zusätzlich sollte für zehn Tiere ein Hektar Weidefläche zur Verfügung stehen.

Schafe können zwar ganzjährig draußen gehalten werden, sollten jedoch eine Schutzhütte mit Einstreu zur Verfügung haben, in die sie sich bei Bedarf zurückziehen können. Achtung: Je nach Rasse variiert die Wolldichte und der damit verbundene Witterungsschutz! Einige wenige Arten brauchen daher bei kalten und nassen Temperaturen nicht nur eine Schutzhütte oder einen Unterstand, sondern einen richtigen Stall. Als Einstreu eignen sich Stroh, Heu oder Holzspäne. Der Stall muss gut belüftet, aber zugfrei sein. Fress- und Liegeplätze sollten voneinander getrennt sein. Das Heu wird in stabilen Raufen gereicht, die nicht von den Tieren mit Exkrementen verschmutzt werden können. Zwar gibt es noch einige wenige Schafherden, die mit ihren Schäfern und Hütehunden auf Wanderschaft frei durch die Lande ziehen, doch sollte die Schafweide in der Regel durch einen Zaun begrenzt sein. Dies ist zum einen erforderlich, um die Tiere am Verlassen der Weide zu hindern als auch um die Herde vor Raubtieren zu schützen. Am häufigsten werden für die Einzäunung flexibel aufstellbare Elektronetze in der Höhe von 90 bis 120 cm verwendet.

Ernährung

Schafe ernähren sich hauptsächlich von Gras, Kräutern, frischen Ästen, Samen, Körnern, Heu, Wurzeln, Knollen und anderen Pflanzen. Zusätzlich muss Raufutter, am besten in Form von gutem Heu, angeboten werden. Um den Mineralstoffbedarf abzudecken, sollten immer Salz- und Mineralllecksteine zur Verfügung stehen. Der Zugang zu sauberem Trinkwasser muss ständig gewährleistet sein. Als Leckerli bzw. Trainingsmotivation eignen sich gelegentlich kleine Mengen an Möhrenstückchen oder Pellets. Ein Verfetten der Tiere als Folge von Überfütterung ist dringend zu vermeiden.

Gesundheitsprophylaxe und Hygiene

Schafklauen wachsen permanent und benötigen Pflege. Je nach Untergrund und Abnutzung müssen sie regelmäßig geschnitten werden. Gerade bei sehr weichen Untergründen kann es sonst zu Entzündungen der Klauenlederhaut kommen. Bis auf einige wenige Rassen muss bei den meisten Schafrassen mindestens einmal jährlich eine Schur erfolgen, damit die ständig wachsende Wolle nicht verfilzt und die Tiere nicht zu stark belastet. Zweimal jährlich sollte der Kot auf Endoparasiten hin untersucht werden, nach dessen Befund individuell entwurmt wird. Die Wolle sollte regelmäßig nach Ektoparasiten abgesucht werden.

Es gibt bei Schafen einige anzeige- und meldepflichtige Infektionskrankheiten (s. u., Abschnitt „Zoonosen", sowie die Webseite des Bundesministeriums für Ernährung und Landwirtschaft). Bei Tieren mit Krankheitsanzeichen ist daher immer tierärztlicher Rat einzuholen. Die Tiere sollten zwingend Schutzimpfungen gegen die Blauzungenkrankheit und das Q-Fieber erhalten. Weitere Impfungen (gegen Clostridien-Enterotoxämie, Chlamydien-Abort, Moderhinke, Tetanus und Tollwut) gilt es individuell mit dem Tierarzt bzw. der Tierärztin abzusprechen.

Mit Kot verschmutzte Wolle stellt ein hohes Risiko für den Befall von Fliegenmaden dar. Stall- und Weidehygiene tragen dazu bei, sowohl solchen Befall als auch hohen Wurmdruck zu vermeiden. Es sollten nur gekennzeichnete Tiere mit einem dokumentierten Impfstatus angeschafft werden. Böcke, mit denen man nicht züchten möchte, sollten idealerweise in einem Alter von zwei bis drei Monaten kastriert werden.

Zoonosen

Übertragungswege: Tier-Tier-Mensch (Kontakt), Tier-Vektor-Mensch (Biss), Tier-Lebensmittel-Mensch (Enteral), Mensch-Tier-Mensch (Kontakt)

Zoonoseerkrankungen bei Schafen sind:

- Brucellose (bakterielle Infektion, sehr selten, leider auch sehr schwerwiegend),
- Hautpilze (leicht übertragbar),
- Chlamydien-Infektionen (Bakterien),
- Salmonellose (bakterielle Infektion, übertragbar durch Lebensmittel),
- Q-Fieber (Virusinfektion, Schutzimpfung),
- Lippengrind (Virusinfektion),
- Räudemilben (Parasiten, beim Menschen sehr selten),
- Listeriose (bakterielle Infektion, selten, übertragbar durch Lebensmittel),
- Toxoplasmose (parasitäre Infektionskrankheit, sehr selten).

Nach jedem Mensch-Tier-Kontakt die Hände waschen und desinfizieren; zur Reinigung zusätzlich Handschuhe tragen; immungeschwächte Menschen sollten Kontakt mit Kot und anderen Hinterlassenschaften vermeiden; gutes Hygiene- und Prophylaxemanagement

4.8.2 Aus der Praxis

Der Ruf von Schafen ist nicht immer der beste, häufig werden sie unterschätzt. Wer mag schon „lammfromm“ sein, „das schwarze Schaf“ oder ein gar ein „Schafskopf“? Die Äußerung „Du dummes Schaf!” entbehrt jeglicher Grundlage. Schafe sind in der Lage, bewusst Entscheidungen zu treffen. Sie können Trauer und auch andere Emotionen wie Angst, Wut, Langeweile und Freude empfinden. Ihre Gehirngröße und -struktur ähnelt denen von Primaten. Eine Studie belegt, dass sie sogar individuelle Sympathien entwickeln und Gesichter von Artgenossen und von Menschen über einen langen Zeitraum unterscheiden können (Knolle, Goncalves & Morton, 2017). Dies alles zeigt, dass sich Schafe in der tiergestützten Arbeit zu so viel mehr eignen, als nur als reines Nutztier betrachtet zu werden. Sie zeigen sich im Einsatz meistens ruhig, neugierig, sanftmütig und haben ein starkes Zusammengehörigkeitsgefühl. In ungewohnten, bedrohlichen Situationen darf man jedoch nicht vergessen, dass es sich um Fluchttiere handelt.

Schafe, die in der tiergestützten Arbeit eingesetzt werden sollen, müssen deshalb früh an den Menschen, sein Umfeld und an Berührungen gewöhnt werden. Rassebedingt gibt es einige Verhaltensunterschiede, die bei der Auswahl der Tiere mit bedacht werden müssen. Vorsichtig muss man bei Lämmern sein, die mit der Flasche aufgezogen wurden. Immer wieder kommt es vor, dass Muttertiere bei der Geburt sterben oder ihre Lämmer nicht annehmen. Ihre Handaufzucht ist sehr zeit- und pflegeintensiv. Gerade größere Schäfereien geben daher zur Lammzeit gerne diese sogenannten Flaschenlämmer ab. Sich ihrer Aufzucht anzunehmen, kann die Tiere vor einem sehr frühen Ende bewahren, doch zeigen sie leider häufig aufgrund ihrer Fehlprägung ein sehr distanzloses Verhalten gegenüber Menschen. Ihr Einsatz im Erwachsenenalter kann daher bei einigen Formen der tiergestützten Arbeit problematisch sein.

Aufgrund ihrer Größe und ihrer Wollbeschaffenheit eignen sich Schafe in der tiergestützten Arbeit gut für kleinere Kinder und Menschen mit Beeinträchtigungen. Die Tiere können sowohl als große Gruppe in ihrem sozialen Herdenleben beobachtet als auch einzeln in der freien Begegnung mit Nahkontakten eingesetzt werden. Für ängstliche Kinder und Jugendliche, die eine größere Individualdistanz benötigen, sind sie weniger geeignet.

Schafe können zwar auch einzeln eingesetzt werden, jedoch sollten sie als Herdentiere dabei zumindest immer Sichtkontakt mit Artgenossen haben, um eine ruhige Atmosphäre zu erzielen und den Tieren Sicherheit zu geben.

Als Grundlagenliteratur eignet sich *Schafe halten: artgerecht und natürlich* von Kai Haus sowie *Das Schaf: Schauen und Wissen!* von Veronika Straaß (2015). In diesem Sachbuch werden jungen Lesern und Leserinnen das Tier und sein Verhalten nähergebracht.

4.8.3 Gestaltungsideen von Interventionseinheiten

Mit allen Sinnen genießen

Allein durch ihre Wollpracht sind Schafe quasi das Sinnbild für taktile Reize. Je nach Rasse wächst die Wolle bis zu 30 cm und erlaubt darum nicht nur ein Streicheln, sondern auch ein Hineingreifen, ohne die Tiere direkt an ihrer Haut zu berühren. Schafe bieten sich darum besonders für Kinder und Jugendliche an, die Probleme mit ihrer Feinmotorik haben, und ermöglichen einen engen Kontakt.

Schaffell ist weich, warm und hat einen ganz eigenen Geruch. Durch das enthaltene Lanolin (Wollfett) fühlen sich die Hände nach dem Streicheln an wie eingecremt. Durch die Schafschur kann die Wolle ohne direkten Tierkontakt berührt und die Sinneseindrücke können so erlebt werden. Mit Händen und Füßen kann man die Wolle erspüren. Dies hat eine sehr beruhigende Wirkung. Im direkten Tierkontakt können außer Streicheln und Kraulen auch Massagen zur Entspannung beitragen.

Neben der Wolle strahlt auch das Wiederkäuen der Schafe Ruhe und Geborgenheit aus. Schafe haben sehr weiche Lippen, die das Füttern aus der Hand zu einem besonderen Erlebnis machen. Während die Kinder und Jugendlichen bei den Schafen entspannen, können Geschichten rund um das Tier vorgelesen werden. Das Buch *Das Schaf Charlotte* von Anu Stohner (2005) ist laut Verlagstext „ein Buch für kleine Wilde und solche, die es gern wären". Hierbei geht es um Mut und darum, die eigenen Ängste zu überwinden. Von Freundschaft und Vertrauen handelt das Bilderbuch *Ein Schaf fürs Leben* von Maritgen Matter (2003).

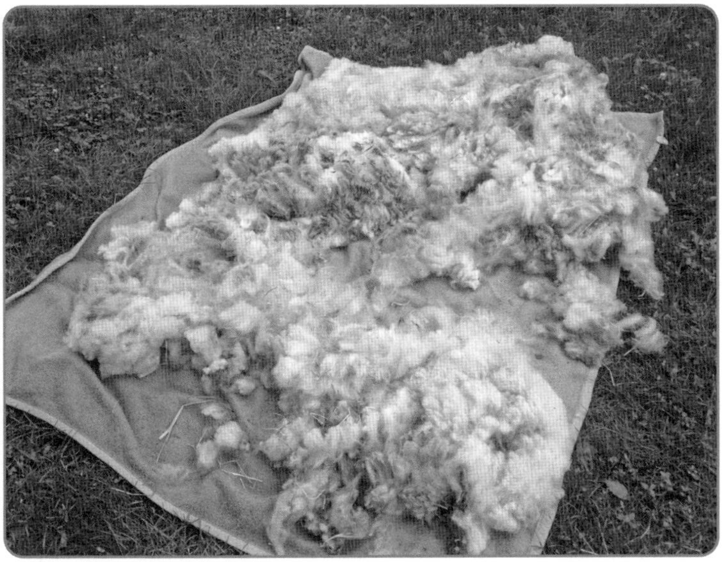

Abbildung 4.26: Durch die Schafschur kann die Wolle ohne direkten Tierkontakt berührt und die Sinneseindrücke können erlebt werden

Neben den Sinneseindrücken im direkten Tierkontakt kann die Wolle in handwerklichen Prozessen nach der Schur weiterverarbeitet werden. Die Kinder und Jugendlichen können die Wolle waschen und dabei herausfinden, wie sich der Bestandteil des Lanolins verändert. Die Wolle wird heller, sauberer, aber auch weniger geschmeidig. Dabei sollten die Kinder und Jugendlichen erfahren, dass das Lanolin die Schafe vor Regen, Schmutz und Feuchtigkeit schützt und darum für die Tiere sehr wichtig ist. Rohwolle zu waschen stellt aufgrund des Fettgehaltes und da sie leicht verfilzt, eine kleine Herausforderung dar. Im Internet finden sich zahlreiche hilfreiche Anleitungen. Kleinere Mengen lassen sich gut in Wannen durch mehrere Spülgänge säubern. Für größere Mengen darf man schon mal die Waschmaschine benutzen.

Ist die Wolle sauber gewaschen und trocken, wird sie danach gekämmt, verlesen oder gezupft. Hierbei werden die restlichen Stroh- und Heureste entfernt. Ältere Kinder und Jugendliche, die motorisch geschickt sind, kämmen die Wolle mit Kardierkämmen sauber. Wer motorisch eingeschränkt oder sehr jung ist, erledigt die Arbeit von Hand, indem verschmutzte Stellen herausgezogen oder -gezupft werden. Die im Handel erhältlichen Kardiermaschinen können sowohl von Hand als auch elektrisch betrieben werden. In der Anschaffung sind sie jedoch nicht ganz günstig und lohnen sich nur bei häufigerer Anwendung und größeren Wollmengen. Die gereinigte Wolle kann nun kreativ als Bastelmaterial verarbeitet werden. Färben, Filzen und Spinnen stellen einige der Möglichkeiten dar.

Mit verschiedenfarbiger Wolle können sowohl Ältere als auch Jüngere Wollbilder legen. Je nach Geschick kann nass oder trocken gefilzt werden. Gerade das Nassfilzen bietet für Kinder und Jugendliche einen sehr angenehmen taktilen Reiz ohne Verletzungsrisiko. Mit Seife und warmem Wasser können sie sich dabei lange beschäftigen und werden gleichzeitig in ihren Sinneswahrnehmungen gefördert. Eine gute Anleitung bietet das Buch *Mit Kindern filzen* von Christel Dohm (2019).

Das Spinnen mit Hand- als auch mit Radspindel ist nicht ganz einfach und nicht jede Art von Schafwolle eignet sich dafür. Auch wenn die Kinder und Jugendlichen kein ganzes Wollknäuel selbst spinnen, ist es doch interessant, diesen Arbeitsprozess zumindest einmal vorzuführen. Hierbei bietet es sich an, sozialkritische Fragen über Kleidung früher und heute zu stellen, wie z. B.: „Wie lange dauert es, einen Pullover von Hand anzufertigen?“ und „Wie ist es möglich, dass ich einen neuen Pullover für ein paar Euro kaufen kann?“

Der Hase und Igel Verlag hat mit „Vom Schaf zum Schal“ ein Bildkartenset herausgegeben, welches auch schon jüngeren Kindern den Entstehungsweg der Wolle Schritt für Schritt verständlich erklärt (Sangu, 2020). Beim Verlag an der Ruhr kann man sich kostenpflichtig das Werkstattbuch *Vom Schaf zum Pullover* von Sabine Choinski-Schubert und Gabriela Krümmel (2002) herunterladen. Neben Sachinformationen werden darin auch interessante Praxisideen weitergegeben.

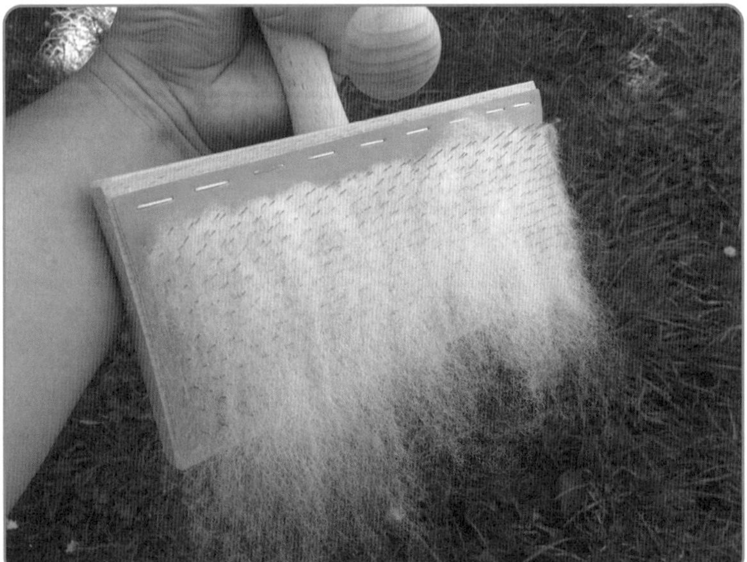

Abbildung 4.27: Mit einem Kadierkamm werden die restlichen Stroh- und Heureste aus der Schafwolle entfernt.

Teamwork – Kommunikation ist alles

Es liegt in der Natur der Schafe, sich auf Wanderschaft zu begeben. Sind die Schafe zutraulich und haben eine enge Bindung zum Menschen, kann man wunderbar mit ihnen spazieren gehen. Im Handel gibt es speziell für Schafe angefertigte Halfter oder auch Geschirre (Achtung: Unbedingt auf die richtige Passform achten!), an denen man einen Führstrick anbringen kann.

Geht man mit einem Schaf spazieren, so hat es unter Umständen ganz eigene Ideen von dieser Wanderung, besonders dann, wenn einem unterwegs saftiges Gras begegnet … Hier sind Geduld und Gespür gefragt. Ein Schaf kann je nach Rasse über 150 Kilo wiegen. Diese zieht man nicht einfach so weiter, wenn das Schaf es nicht möchte. Abgesehen davon ist dies auch keine sehr höfliche Form der Kommunikation. Es gilt dabei, mit dem Tier in Kontakt zu treten und es zu überzeugen, einem zu folgen. Idealerweise entsteht ein Miteinander, wenn man die Balance zwischen Warten und Laufen zufriedenstellend für beide Seiten hinbekommt. Der Spaziergang in der Natur und mit dem Tier schafft eine lockere entspannte Atmosphäre, in der möglicherweise auch schwierigere Themen mit den Kindern und Jugendlichen zur Sprache gebracht werden können. Die Schafe sollten vor dem Einsatz im Einzeltraining unbedingt an das Spazierengehen gewöhnt werden, um nicht vor Autos, Treckern, Hunden oder anderen plötzlich auftretenden Umwelteinflüssen zu erschrecken. Grundsätzlich sollte versucht werden, Stresssituationen zu vermeiden.

Mit Unterstützung von Leckerlis kann man Schafen durchaus kleine Kunststücke beibringen, wie z. B. auf ein Podest zu steigen, Slalom laufen, sich drehen, springen, einen Teppich ausrollen oder das Bein zu heben. Dazu kann ein Hindernisparcours aufgebaut werden, den man gemeinsam mit dem Schaf absolviert. Mit Stangen, Pylonen, Balancierbalken oder Wippen arbeitet man so an einer kommunikativen Beziehung, um die Aufgaben gemeinsam erfolgreich zu meistern. Wie bei jeder Trick- und Geschicklichkeitsarbeit ist hier Konzentration gefragt. Es gilt, in der Kommunikation die Signale des anderen zu deuten und entsprechend darauf zu reagieren. Kommunikation hat auch immer etwas mit der eigenen Körpersprache und -wahrnehmung zu tun. Die Ärztin Claudia Croos-Müller hat unter dem Titel *Ich schaf(f) das!* (2020) ein Set von 50 Karten herausgegeben, die mithilfe der Gute-Laune-Schafe Oscar, Emily, Willy und Marie verschiedene Körperübungen zeigen.

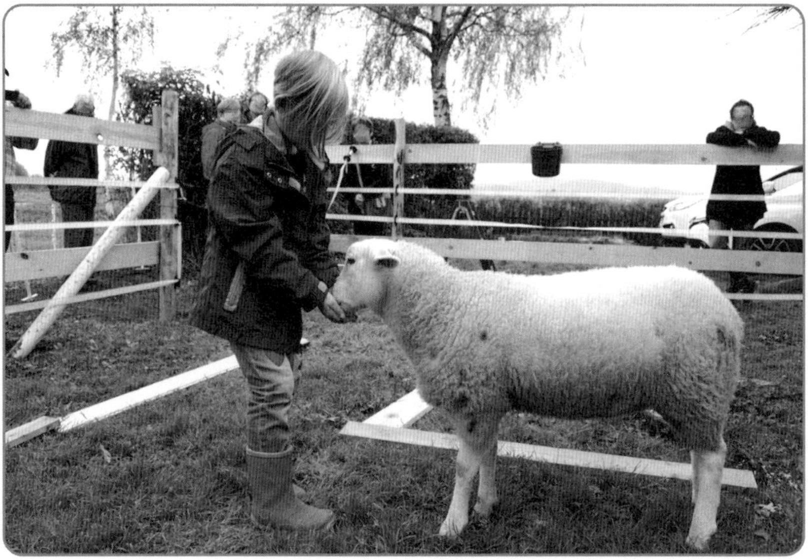

Abbildung 4.28: Schafe zeigen sich im Einsatz meistens ruhig, neugierig und sanftmütig

Soziales Lernen in Schäfereien

Das soziale Lernen in größeren Schäfereien bietet sich vor allem als Kooperationsprojekt an, das sowohl in Einzelinterventionen als auch in Gruppensettings durchgeführt werden kann. Die Arbeit mit einer großen Herde schafft andere Voraussetzungen. Bei Tieren, die in großen Herdenverbänden und nicht in kleinen trainierten Gruppen leben, setzt sich der Instinkt viel stärker durch. Der Spiegelungseffekt einer ganzen Herde ist enorm. Ihre natürlich vorhandene Scheu und die entstehende Gruppendynamik erschweren Annäherungsversuche. Hier stehen in erster Linie das Beobachten des Sozialverhaltens aus der Ferne sowie das Erledigen der täglichen Arbeiten im Vordergrund. Die routinemäßige Arbeit mit den Tieren (Füttern, Misten, Reparaturarbeiten, Pflege) schafft Selbstvertrauen, stärkt das Verantwortungsgefühl und fördert die Selbstständigkeit. Die Kinder und Jugendlichen erlernen dabei Verbindlichkeit und Pflichtbewusstsein.

Wer mit Schafherden arbeitet, erlebt die Jahreszeiten. Das wechselnde Wetter und die spürbare Natur verändern die Wahrnehmung. Ein permanentes Einwirken ist nicht erforderlich, da die Ziele wie Füttern, Misten und Weidewechsel selbsterklärend sind. Als „Schäfer" bzw. „Schäferin" sorgt man für Schutz und Ruhe der Tiere, setzt gleichzeitig aber auch Regeln. Gelingt die Arbeit, kann dies für ein tiefes Gefühl der Zufriedenheit sorgen.

Bei der Beobachtung der Herde lernt man, dass die gemeinsamen sozialen Kontakte der Tiere wichtig für ihr Wohlbefinden sind. Dies bietet einen Gesprächsansatz über das eigene Sozialleben. Es ist interessant zu erkunden, inwieweit die Interaktionen der Tiere miteinander richtig gedeutet werden können. Der Begriff des „Herdentriebes" ist bei den meisten Menschen eher negativ besetzt. Im Gespräch kann geklärt werden, ob es diesen auch bei Menschen gibt, wozu er nützlich ist und was schwierig oder womöglich sogar gefährlich an ihm ist.

Eine grasende Schafherde ist leise – eine hungrige, aufgeregte oder sogar flüchtende Herde ist laut. Die verbale Kommunikation der Tiere schafft ein Stimmungsbarometer, an dem Gefühle und Bedürfnisse abgelesen werden können. Die akustischen Reize bei Schafen sind sehr vielfältig: Das Rufen der Mütter, Lämmer und Böcke, das leise beruhigende Geräusch des Wiederkäuens und Ähnliches. Nicht umsonst gibt es verschiedene Bezeichnungen dafür, wie Blöken, Mähen oder Bähen. Es gilt herauszufinden, was uns die verschiedenen Laute sagen. Ist das Tier ängstlich, hungrig, zufrieden, entspannt, froh oder aggressiv? Wurden die Laute richtig gedeutet, können Gespräche über die eigenen Grundbedürfnisse geführt werden und darüber, wie sich diese äußern.

4.8.4 Weitere Empfehlungen

Huch & Friends Familienspiel: „Voll Schaf" von Francesco Rotta
(für Kinder ab 7 Jahren)

Löwenzahn, ZDFtivi (2019):"Schafe – Ausreißer im Wolfspelz",
↗ https://www.kika.de/loewenzahn/sendungen/sendung42940.html

Kostenlose Arbeitsblätter rund ums Schaf unter: Grundschulmaterial – Unterrichtsmaterial für die Grundschule (Steckbriefvorlagen, Faltbuch und Schreibblätter)
↗ https://www.grundschulmaterial.de/medien/HuS/c/7/t/Arbeitsblatt/k/Schaf/p/1/

Unterricht.Schule (Lückentext zum Thema Schafe):
↗ https://unterricht.schule/l%C3%BCckentext-material/schafe

Blog-Anleitung zum Thema „Rohwolle färben" von Corinna Nitschmann:
↗ https://blog.cornitfilz.de/rohwolle-farben-ein-leitfaden-mit-fotos

4.9 Pferde

INFOBOX

- über 300 Arten weltweit
- Lebensdauer: 20–35 Jahre
- Tragzeit: 320–350 Tage, ein Fohlen, selten Zwillingsgeburten
- Fluchttier
- Equidenpass-Pflicht ab einem Alter von sechs Monaten

Das Pferd ist sowohl ein Haus- als auch ein Nutztier. Generell wird in vier Gruppen unterteilt: Kaltblut, Vollblut, Warmblut und Pony. Ab einer Größe von 1,48 m spricht man von einem Pferd, darunter von einem Pony. Neben Körperbau, -größe und Farbe unterscheiden sich die zahlreichen Rassen sehr in ihren Temperaments- und Wesensmerkmalen. Ein durchschnittliches Warmblutpferd hat eine Größe von ca. 1,65 m und wiegt ca. 600 kg. Miniponys sind im Extremfall gerade mal einen knappen Meter groß und wiegen keine 100 kg, ein großes Kaltblut hingegen kann über eine Tonne wiegen bei einer Größe von knapp 2 Metern.

Wie vielfältig der Einsatz von Pferden sein kann, zeigt ihre Entwicklungsgeschichte. Bereits um 3000 v. Chr. begannen die Menschen die Domestizierung des ursprünglichen Wildpferdes. Von da an begann ihre Nutzung als Zug-, Last- und Reittier, unter anderem in der Landwirtschaft, im Krieg oder sogar im Bergbau. Das Pferd als Nutztier wurde im Zuge der Industrialisierung immer mehr durch die moderne Technik ersetzt. Bis Anfang des letzten Jahrhunderts waren Pferde als reines Sport- und Freizeittier hauptsächlich den Adligen vorbehalten. In den letzten Jahrzehnten hingegen hat sich der Reitsport zum Breitensport entwickelt und die private Pferdehaltung verzeichnet ein kontinuierliches Wachstum.

Die Haltung von Pferden ist sowohl sehr zeit- als auch kostenintensiv und muss beim zuständigen Veterinäramt gemeldet werden. Spätestens ab einem Alter von sechs Monaten muss für jedes Pferd laut EU-Verordnung ein Equidenpass als lebenslanges Begleitdokument ausgestellt werden. Besitzerwechsel sind unverzüglich von der ausstellenden Behörde eintragen zu lassen.

4.9.1 Hedonisches Budget

Haltungsanforderungen

Als Herdentiere werden Pferde nie einzeln, sondern mindestens zu zweit gehalten. Ursprünglich verbringen Pferde bis zu 16 Stunden des Tages damit, während langsamer Fortbewegung ihre Nahrung zu suchen. Die Haltungsbedingungen sollten dementsprechend bestmöglich angepasst werden. Pferde benötigen große Auslaufflächen. Die Höhe der Einzäunung der Auslauffläche muss beim Fluchttier Pferd mindestens 1,20 Meter betragen und sollte aus stabilem Material sowie ergänzend aus einem Elektrozaun bestehen. So können Verletzungsrisiken minimiert werden. Auf der Auslauffläche müssen ausreichend Schutz- und Schattenplätze für die Anzahl der gehaltenen Tiere zur Verfügung stehen. Die Tierärztliche Vereinigung für Tierschutz empfiehlt als Mindestwert für den Stall- und Laufbereich der Offenstallhaltung als Größenformel pro Tier: (3 x Widerristhöhe) zum Quadrat. Des Weiteren sollte die Auslauffläche pro Pferd mindestens 150 Quadratmeter, für jedes weitere Pferd zusätzlich 40 Quadratmeter betragen. Der Offenstall sollte in Ruhe-, Fress-, Trink- und Laufbereich unterteilt sein. Als Einstreu für den Ruhebereich eignen sich weiche, saugfähige Materialien, wie Holz- / Hobelspäne oder Stroh. Der Ruhebereich sollte hell, gut belüftet und zugfrei sein. Der Laufbereich muss so angelegt werden, dass er trittsicher ist.

Ernährung

Unbedingtes Augenmerk ist auf mögliche Giftpflanzen zu legen; auch einige Hecken- und Baumarten können eine mögliche Gefahrenquelle darstellen. Der Verdauungstrakt von Pferden ist auf eine kontinuierliche Nahrungsaufnahme ausgelegt. Fresspausen sollten daher nicht länger als vier Stunden andauern. Als reine Pflanzenfresser setzt sich das Futter des Pferdes zusätzlich zum Weidegras aus Rau-, Kraft- und Mineralfutter zusammen. Die Fütterung ist von Arbeitspensum, Rasse, Alter und Haltungsform abhängig und sollte stets auf Grundlage einer Bedarfsberechnung erfolgen. Trinkwasser muss immer frisch und in ausreichender Menge zur Verfügung stehen. Für die natürliche Nahrungsaufnahme werden bodennahe Fütterungssysteme bevorzugt.

Gesundheitsprophylaxe und Hygiene

Die Fütterungssysteme sowie die Stall- und Auslaufbereiche sollten leicht zu reinigen sein und täglich gesäubert werden. Pferde benötigen eine regelmäßige Fell- und Hufpflege. Auch bei Pferden gibt es meldepflichtige Erkrankungen, die je nach Bundesland variieren. Viele von ihnen sind jedoch sehr selten. Zunehmend treten Infektionen wie die Equine infektiöse Anämie (ansteckende Blutarmut) oder das West-Nil-Fieber auf.

Obwohl es beim Pferd keine Impfpflicht gibt, sollten Impfungen gegen Tetanus, Influenza und Herpes (je nach Region auch gegen West-Nil-Fieber) durchgeführt werden. Das Impfmanagement sollte sich in Absprache mit dem Tierarzt / der Tierärztin an den Haltungs- und Einsatzbedingungen orientieren. Für das Entwurmungsmanagement empfehlen wir Kotuntersuchungen nach den Kriterien der zeitgemäßen selektiven Entwurmung (ZSE) in dafür anerkannten Laboren. Eine Einführung in die Thematik und eine Übersicht der Labore findet sich auf der Internetseite der Arbeitsgemeinschaft Zeitgemäße (+ Selektive) Entwurmung (AG.ZE) (s. „Weitere Online-Ressourcen“ im Anhang).

Zoonosen

Übertragungswege: Tier-Tier-Mensch (Kontakt), Tier-Vektor-Mensch (Biss), Mensch-Tier-Mensch (Kontakt)

Mögliche Infektionsrisiken sind Dermatomykosen (Pilzerkrankungen der Haut), die Borna-Krankheit (seltene Virusinfektion, Übertragung auf den Menschen ist nicht abschließend geklärt) und die vesikuläre Stomatitis (Virusinfektion, Übertragung auf den Menschen sehr selten).

> Nach jedem Mensch-Tier-Kontakt die Hände waschen und desinfizieren; zur Reinigung zusätzlich Handschuhe tragen; gutes Hygiene- und Prophylaxemanagement

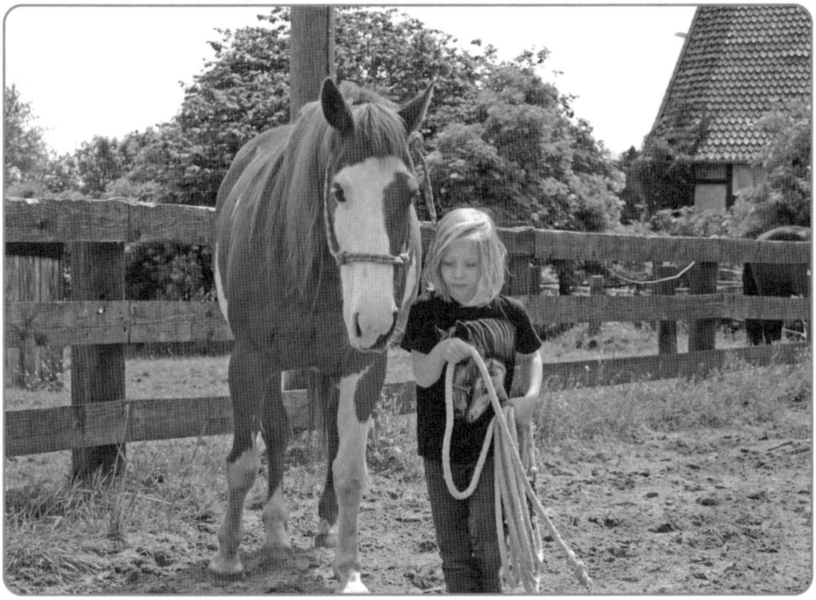

Abbildung 4.29: Pferde bieten vielfältige Möglichkeiten für den pädagogischen oder therapeutischen Einsatz

4.9.2 Aus der Praxis:

„Das Pferd ist dein Spiegel. Es schmeichelt dir nie. Es spiegelt dein Temperament. Es spiegelt auch deine Schwankungen. Ärgere dich nie über dein Pferd, denn du könntest dich ebenso über dich selbst ärgern."

(Rudolph G. Binding, in Mamerow, 2011, S. 7).

Wer sich in der tiergestützten Arbeit dafür entscheidet mit Pferden zu arbeiten, wählt sehr feinfühlige Lebewesen mit einer starken Ausstrahlungskraft. Daraus ergeben sich vielfältige Möglichkeiten für den pädagogischen oder therapeutischen Einsatz. Allerdings sollte man niemals vergessen, dass ein Pferd ein äußerst reaktionsschnelles Fluchttier ist. Unfallprävention spielt somit eine wichtige Rolle.

Im Bereich der tiergestützen Arbeit mit Pferden zeigt sich ein großes Spektrum an Einsatzmöglichkeiten, aber auch an verwendeten Begrifflichkeiten: „Therapeutisches Reiten", „Hippotherapie" oder „heilpädagogisches Reiten" sind nur einige der Bezeichnungen. Es existiert kein gesetzlicher Schutz für die Berufsbezeichnung derjenigen Menschen, die diese Aktivitäten durchführen. Jeder kann im Prinzip auch ohne entsprechende Qualifikation seine Arbeitsweise mit dem Pferd nennen, wie er mag. Die Gefahren im Einsatz sind hier jedoch besonders groß, da das Pferd in der Regel als Reittier für Menschen mit körperlichen Beeinträchtigungen genutzt wird. Daher sollte stets Wert auf eine fundierte Ausbildung der Fachkraft und auf die Eignung des Tieres gelegt werden. Eine gut verständliche Übersicht über die verschiedenen pädagogischen und therapeutischen Arbeitsfelder mit Pferden findet sich auf der Internetseite des Deutschen Kuratoriums für Therapeutisches Reiten e. V.

Pferde werden außer zur Förderung der Motorik häufig zur sozial-emotionalen Förderung eingesetzt. Auch ohne die Tätigkeit des Reitens können hier über Versorgung, Pflege oder Bodenarbeit die sozialen und emotionalen Kompetenzen gestärkt werden. Bei psychischen und neurologischen Erkrankungen kann der Einsatz von Pferden einen großen Einfluss auf das Wohlbefinden des Menschen haben und zur Stabilisierung beitragen.

4.9.3 Gestaltungsideen von Interventionseinheiten

Führ- und Gelassenheitstraining – eine Sache des Vertrauens

Das Pferd als Fluchttier meidet potenzielle Gefahrensituationen. Alle Sinne sind darauf ausgerichtet, mögliche Gefahren frühzeitig zu erkennen und rechtzeitig fliehen zu können. Was wir also als Reiterin, Fahrer und auch in der tiergestützten Arbeit mit dem Pferd tun, entspricht erst mal nicht dem Handeln seiner ursprünglichen Natur. Trotz jahrhundertelanger Domestikation sind die Urinstinkte des Pferdes immer noch in ihm verankert. Dies kann zwar in bestimmten Situationen die Arbeit mit ihnen erschweren, aber gerade im tiergestützten Einsatz ein großer Schatz sein, um sich den Spiegelungseffekt zunutze zu machen.

Damit wir einen Pferde-Partner bekommen, mit dem wir Alltagssituationen möglichst gefahrenfrei meistern, bedarf es dreier wichtiger Dinge: Einfühlungsvermögen, Geduld und vor allem Vertrauen. Bei Pferden ist es nicht anders als bei Menschen, Vertrauen muss man sich erarbeiten. Wer meint, sein Pferd durch Kraft, laute Äußerungen oder durch zwangausübende Hilfsgegenstände in die gewünschte Richtung zu „erziehen", wird bestenfalls ein Tier bekommen, welches ihm aus Angst gehorcht, aber keines, das ihm in allen Lebenslagen vertraut. Nimmt das Pferd den Menschen als Entscheidungsträger an und wird es mit Geduld und Feingespür ausgebildet, so bekommt man einen Partner, der einem auch in schwierigen Situationen zur Seite steht.

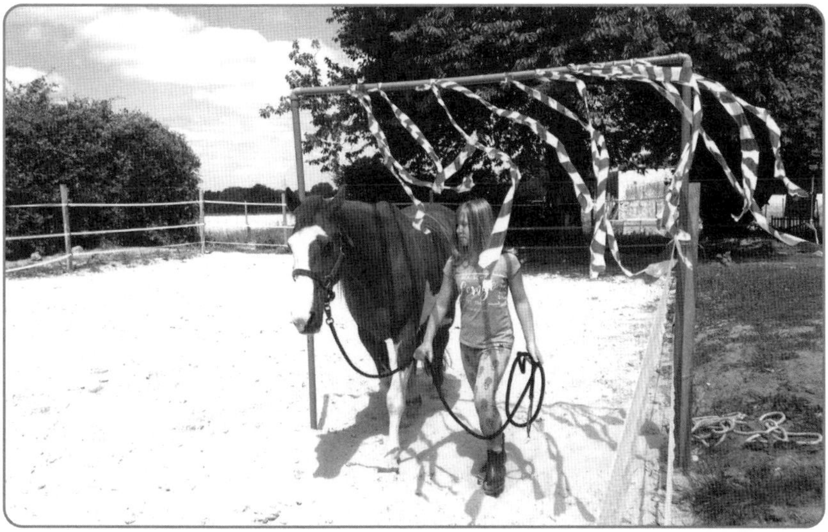

Abbildung 4.30: Einfühlungsvermögen, Geduld und vor allem Vertrauen bilden die Grundlagen für eine gute Partnerschaft zwischen Mensch und Pferd

Doch was macht eine Führungspersönlichkeit, einen Entscheidungsträger aus? Wem würden wir folgen und vertrauen, auch wenn wir das Gefühl haben, dass Gefahr drohen kann und es besser ist, wegzulaufen? Gehen wir mit den Kindern und Jugendlichen diesen Fragen nach, sollten wir sowohl auf die Stimme, die Körpersprache und soziale Kompetenzen zu sprechen kommen. Vorab kann über die Funktionen der Leitstuten und Leithengste, die Rangordnung, Herdenstrukturen und das Sozialverhalten der Pferde altersgemäß informiert und gesprochen werden. Es geht dabei um Führen, sich Führenlassen, um Aufgabenverteilung und Konflikte. Mit Mensch-Mensch-Führübungen kann in Teams ausprobiert werden, wie sich die verschiedenen Positionen anfühlen. Im anschließenden Gespräch tauscht man sich darüber aus, was sich gut anfühlt, was schlecht und warum das so war. Neben den Führübungen in Mensch-Mensch-Teams können diese natürlich auch im Mensch-Tier-Kontakt mit einem Pferd ausgeführt werden.

Wenn das Führen des Pferdes gut gelingt, können weitere Übungen in Form von sogenanntem Gelassenheitstraining eingebaut werden. Einen guten Überblick bietet das Buch *So bleibt Ihr Pferd cool und gelassen. Gelassenheitstraining für Alltag und Prüfung* von R. Ettl (2005).

Gemeinsam kann Zubehör für einen Parcours gebastelt und gebaut werden: Aus einem Hula-Hoop-Reifen und Streifen einer Rettungsdecke wird ein Flattervorhang, den Fortgeschrittene dem Tier sogar um den Hals hängen können. Mit leeren Konservendosen und Kronkorken kann ein Beutel (ein Klappersack) befüllt und an einem Strick neben dem Pferd hergezogen werden. Nach und nach kann ein ganzer Parcours aufgebaut werden, in dem an verschiedenen Stationen Übungen gemacht werden: Regenschirme aufspannen, Bälle vor das Pferd rollen, Spritzpistolen nutzen, Luftballons zerplatzen lassen oder das Tier über Planen führen – der Phantasie sind keine Grenzen gesetzt.

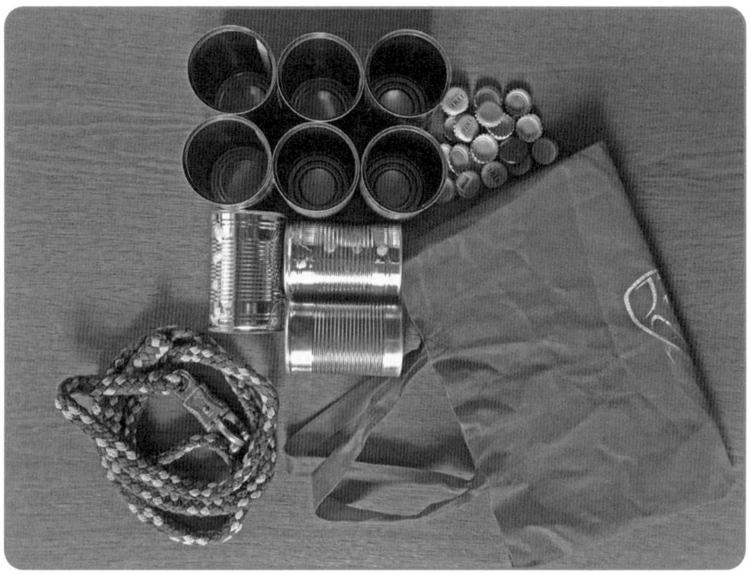

Abbildung 4.31: Material für einen Klappersack

Hobby Horsing

Um eine große Gruppe von Kindern und Jugendlichen mit Pferden tiergestützt begleiten zu können, brauche ich eine entsprechende Mitarbeiter- und Tieranzahl. Dies ist leider nur selten gegeben. Eine gute Alternative für größere Gruppen stellt daher im pädagogischen Bereich das sogenannte Hobby Horsing dar. Hobby Horsing kann sprichwörtlich übersetzt werden mit „Steckenpferd reiten". Hierbei handelt es sich um eine Sportart mit Gymnastikelementen. Ähnlich wie beim Dressur- oder Springreiten wird mit einem meist selbst angefertigten Steckenpferd ein Parcours „geritten" bzw. gelaufen. Hobby Horsing stellt eine wunderbare Möglichkeit dar, sich mit dem Thema Pferd sowohl in sportlicher als auch in kreativer Hinsicht auseinanderzusetzen. Es bietet Abwechslung zum direkten Tierkontakt, wenn das echte Pferd z. B. mal krank oder verletzt ist.

War das Thema Steckenpferd bis vor Kurzem noch höchstens interessant für Kinder im Grundschulalter, erlebt es zurzeit einen Aufwärtstrend in vielen Altersgruppen. In Finnland, dem Ursprungsland dieser Sportart, wird neben regionalen Wettkämpfen sogar eine nationale Meisterschaft ausgetragen. Hobby Horsing wird überwiegend von Mädchen im Alter zwischen 10 und 18 Jahren ausgeübt. In Deutschland nimmt sowohl die Bekanntheit als auch die Anzahl der angebotenen Wettkämpfe zu.

Das Hobby Horsing beginnt mit der Herstellung des eigenen Steckenpferdes. Im Internet sind viele Anleitungen mit unterschiedlichen Schwierigkeitsgraden zu finden. Steckenpferde können aus Socken, Tonkarton und Poolnudeln gebastelt werden. Als Holzstäbe kann man sowohl Besenstiele als auch stabile Äste verwenden. Viele Anleitungen sind kostenlos als Download im Netz zu finden. Besonders schön, da sie oft kunstvoll und aufwendig angefertigt werden, sind Steckenpferde aus Stoff. Nähanleitungen gibt es in unterschiedlichen Varianten sowohl für Nähanfänger als auch für Fortgeschrittene. Zum Teil können die Schnittmuster gratis heruntergeladen oder in Onlineshops mit den benötigten Materialien als komplette Sets gekauft werden. Bei der Herstellung des Pferdes werden die motorischen Fertigkeiten gefördert. Darüber hinaus geschieht bei diesem Prozess noch etwas anderes: Die Kinder und Jugendlichen gestalten „ihr eigenes Pferd". Tatsächlich kann dabei eine Art Beziehung entstehen. Die Pferde sind einmalig, keines gleicht dem anderen und sie werden im Idealfall mit Liebe und Sorgfalt hergestellt. Natürlich benötigt ein Steckenpferd auch einen individuellen Namen. Weiterführend können für das eigene Pferd sogar ein Stall und ein Auslauf gebaut werden.

Mit den gebastelten Steckenpferden kann im Anschluss sowohl einzeln als auch in Gruppen (als sogenannte Quadrille) ein Hindernisparcours abgelaufen werden. Die Hobby-Horsing-Reitenden achten dabei wie beim richtigen Reiten auf die Gangarten und die Körperhaltung. Es ist nicht immer einfach, sich die verschiedenen Abläufe zu merken. Neben der sportlichen Ausdauer ist auch ein hohes Maß an Konzentration gefragt. Sowohl Kleidung als auch Musik können der geplanten Reitkür zusätzlichen kreativen Ausdruck verleihen. Wer erste Erfahrungen gesammelt hat, kann sich auch zu Wettkämpfen in Sport- und Reitvereinen anmelden oder ein eigenes Turnier veranstalten.

Hobby Horsing eignet sich hervorragend als Teamsport, der die Gemeinschaft fördert, Freundschaften entstehen lässt und ein Wir-Gefühl schafft. Anfänger können dabei von den Fortgeschrittenen gecoacht bzw. trainiert werden. Dadurch wird sowohl das Verantwortungsgefühl als auch das Fürsorgeverhalten der jungen Trainerinnen und Trainer gestärkt.

Wer einen Eindruck der pädagogischen Möglichkeiten des Hobby Horsings bekommen möchte, sollte sich den Film *Hobbyhorse Revolution* (2017) der Regisseurin

Selma Vilhunen anschauen. Er erhielt zwei Auszeichnungen auf dem Filmfestival im finnischen Tampere und wurde auf Festivals in der Schweiz und den USA gezeigt. Der Film zeigt auf eindrückliche Weise, dass es beim Steckenpferdreiten um Freundschaft und Solidarität geht. Lustig und berührend zugleich begleitet er eine Gruppe von Teenagermädchen in schwierigen Lebensphasen und zeigt, wie sie ihre Talente beim Herstellen und Reiten von Steckenpferden entdecken.

Die Deutsche Reiterliche Vereinigung e. V. hat im FN Verlag ein eigenes Buch für Ausbildende, Erzieherinnen, Lehrer und Pädagoginnen, Eltern sowie Übungsleiter zum Thema „Hobby Horsing" herausgebracht. In *Hobby Horsing – Mein Steckenpferd* (2019) werden die Grundlagen des Steckenpferdreitens erklärt. Enthalten sind Bastelanleitungen, Hintergrundwissen, Spielideen und Aufgaben.

Mit allen Sinnen dabei: Fühlen, schmecken, riechen, hören

Pferde sind sehr feinfühlige und sensible Lebewesen. Beobachten wir Pferde in ihrem Verhalten, fällt uns dies sofort auf. Das Drehen der Ohren, sobald ein leises Geräusch erklingt, das Zucken des Fells, sobald sich eine Fliege niederlässt, oder das Blähen der Nüstern, wenn ihnen ein Duft in die Nase steigt: In der tiergestützten Arbeit mit Pferden sollten wir daher auf diese Sinneserfahrungen eingehen.

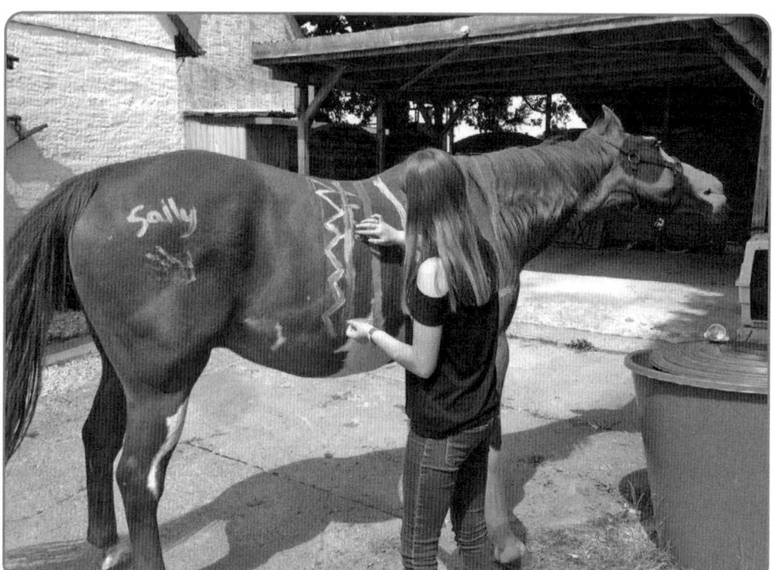

Abbildung 4.32: Sinneserfahrungen spielen eine wichtige Rolle in der tiergestützten Arbeit mit Pferden

Um den Tastsinn zu fördern, können Beutel mit verschiedenen Materialien rund um das Pferd befüllt werden. Geeignet sind unter anderem Heu, Stroh, Gras, Hafer, Späne, Pferdehaare u. v. m. Die Kinder und Jugendlichen sollen durch das Tasten erraten, welche Materialien sich in dem Beutel befinden. Das Pferd ist ein Pflanzenfresser und vieles, was ihm schmeckt, schmeckt uns auch. Mit verbundenen Augen kann von Äpfeln, Möhren, Rüben und Roter Bete gekostet werden, um diese anschließend zu bestimmen.

Der Geruchssinn ist bei Pferden ganz besonders gut ausgeprägt. Das Pferd erkennt über den Geruch drohende Gefahren und riecht Wasser über große Entfernungen hinweg. Geruch entscheidet über Sympathie, und sowohl Artgenossen als auch Menschen werden am Geruch erkannt. Das Pferd kann sogar Pheromone über den Geruch wahrnehmen. Unbekannte Hindernisse werden von einem Pferd erst einmal beschnuppert. Zudem hat das Thema Riechen in der Pferdewelt eine ganz eigene Bedeutung. So gut wie jeder Reiter, der nach einem Tag im Pferdestall nach Hause kommt, kennt den Ausspruch: „Du riechst nach Pferd." Ja, Pferde haben einen ganz eigenen Geruch, über den sich Pferdemenschen und Nicht-Pferdemenschen immer wieder gerne streiten. Für die einen ist er der schönste Geruch der Welt, für die anderen wirkt er eher unangenehm. Fakt ist, der Pferdegeruch ist unverkennbar und besitzt einen hohen Wiedererkennungswert, selbst für die schwache menschliche Nase. In einem Pferdestall tragen dazu noch viele andere Gerüche zur Geruchswahrnehmung bei. Dazu gehören angenehme Gerüche wie zum Beispiel Heu, aber auch unangenehme wie Kot und Urin. Es ist eine interessante Wahrnehmungsübung, sich einfach mal in einen Pferdestall zu begeben und die Gerüche auf sich einwirken zu lassen sowie zu versuchen, diese voneinander zu trennen und zuzuordnen.

Geräusche hören Pferde nicht nur sehr gut, sie produzieren selbst auch eine ganz Menge davon. Dies ist neben der Körpersprache auch ein fester Bestandteil ihrer Kommunikation. Da wären das laute und leise Wiehern, das Schnauben, Quietschen, aber auch das Hufgetrappel. Über das Smartphone können verschiedene Pferdelaute aufgenommen werden, die dann den Kindern und Jugendlichen vorgespielt werden. Diese müssen dann den jeweiligen Lauten die passenden Emotionen und Bedeutungen zuordnen. Jüngere Kinder können sich der motorischen Herausforderung stellen, Hufgetrappel zu imitieren und zwischendurch auch mal die Gangarten zu wechseln. Wie hört sich Schritt an? Wie Trab und wie Galopp? Dies kann mit stabilen Trink- oder Joghurtbechern, Kokosnussschalen oder einfach mit den Händen nachgeahmt werden.

Die Sinneswahrnehmungen können der Reihe nach als kleines Quiz gestaltet werden. Am Ende der tiergestützten Aktivitäten(-reihe) können alle Teilnehmenden jeweils eine kleine Erinnerung mit nach Hause nehmen. Ein Hufeisen kann als Bilderrahmen für ein Foto des Pferdes dienen oder ein Anhänger oder Armreif aus Pferdehaaren geflochten werden.

4.9.4 Weitere Empfehlungen

Flechtanleitung für ein Pferdehalfter:
↗ https://www.youtube.com/watch?v=IX7ZSwWjBvM

Kinder-DIY-Trends, Hufeisen-Traumfänger basteln:
↗ https://kinder-diy-trends.com/diy-hufeisen-traumfaenger

Einfache Bastelanleitung Steckenpferd:
↗ https://balloonas.com/steckenpferd-basteln-kindergeburtstag

Nähanleitung Steckenpferd: ↗ https://naeh-doch-selber.de/blog-anleitungen-ideen/hobby-horse-das-suesse-kleine-steckenpferd

Bücher und Spiele

„Spielblock Pferde. Gesellschaftsspiel Stadt Land Fluss – Pferdespecial" von der Marke Pferdeliebe

Pferdesprache für Kinder von Andrea und Markus Eschbach (2014)

Meine Reit- und Pferdeschule von Erika Palmquist und Erik Rundelius (2019)

Anhang

Hinweis: Im Folgenden finden Sie einige Musterformulare und -bögen.

Diese stellen wir zusätzlich zum Download (⤓) zur Verfügung. Gehen Sie dafür auf ↗ http://www.junfermann.de auf die Einzelansicht dieses Buches und hier in den Bereich „Mediathek".

Informationen für Sorgeberechtigte / Einverständniserklärung

Warum Tiere im sozialen Einsatz mit Kindern und Jugendlichen?

Tiergestützte Intervention wirken sich positiv auf die Gesundheit und das Wohlbefinden von Menschen aus. Studien zeigen, dass durch Tiere im sozialen Einsatz verschiedene Effekte entstehen können. Dazu gehören unter anderem ihre Funktion als „Eisbrecher", die Förderung sozialer Kontakte und Kompetenzen, Stressreduzierung, die Förderung von Empathie sowie die Steigerung von Lernbereitschaft. Dadurch, dass wir den Kindern / Jugendlichen die Tierwelt näherbringen, schaffen wir eine Sensibilisierung für die Umwelt.

Frau / Herr ______________________________ ist zertifizierte Fachkraft für tiergestützte Interventionen.

Die Weiterbildung wurde am ________________ am Institut ________________________ abgeschlossen.

Wir versichern Ihnen, dass Sicherheitsaspekte berücksichtigt und rechtliche Fragen geklärt sind. Ein Hygienekonzept kann auf Anfrage eingesehen werden. Die tiergestützten Aktivitäten in dieser Einrichtung erfolgen nur in vorheriger Absprache mit Träger und Leitung.

Wir bitten Sie darum, im Vorfeld mit Ihren Kindern zu sprechen und uns mögliche Vorbehalte und Ängste mitzuteilen. Gerne klären wir diese im direkten Gespräch.

....

Einverständniserklärung:

Unser Kind ______________________________ darf an tiergestützten Einsätzen teilnehmen.

Mein Kind hat eine Tierhaarallergie:

☐ Ja, gegen ___________________________________ ☐ Nein ☐ Nicht bekannt

Weitere Allergien, Erkrankungen: ____

Mein Kind hat Angst vor Tieren: ☐ Ja, vor ______________________________ ☐ Nein

____

Datum, Unterschrift des Erziehungsberechtigten

Tierisches Anschreiben

Liebe Kinder,

gerne möchte ich euch am ______________________________ besuchen. Genau wie ihr bin auch ich schon ein bisschen aufgeregt. Damit alles gut klappt und ich gerne wiederkomme, habe ich ein paar wichtige Informationen für euch.

Was ich mag:

Leise Kinder – Wir Hunde können viel besser hören als ihr Menschen. Das heißt, dass wir ganz viele Geräusche anders und auch lauter wahrnehmen als ihr. Unsere Ohren sind empfindlich, deshalb freuen wir uns über leise und nicht laute Töne.

Streicheln – Ich mag es sehr gerne, hinter den Ohren gekrault zu werden. Mein Frauchen / Herrchen wird dir sagen, wann du mich anfassen und streicheln darfst.

Spaziergänge – Draußen gibt es so viel zu entdecken. Ich finde es toll, mit euch Spaziergänge zu machen und die Umgebung zu erkunden.

Was ich nicht mag:

Unruhe und Hektik – Schnelle und heftige Bewegungen können mir Angst machen. Es wäre schön, wenn du dich mir ruhig näherst und dich vorstellst, bevor du mich streichelst.

Enge – Wenn alle Kinder auf einmal mich anfassen und sich eng um mich herumstellen, können wir uns nicht richtig kennenlernen und ich kann deine Nähe nicht genießen. Ich fühle mich dann unwohl. Lieber ist es mir, wenn wir uns nacheinander begrüßen. Wartet bitte deshalb, bis mein Frauchen euch das Okay gibt und ihr euch mir nähern dürft.

Ich freue mich auf euch und hoffe auf einen schönen Tag! Du brauchst auch keine Angst vor mir zu haben. Wenn du mir lieber noch nicht ganz so nah kommen möchtest, ist das völlig in Ordnung. Auch wir Hunde brauchen manchmal etwas Zeit, um neue Dinge zu mögen und kennenzulernen.

Eure / Euer ______________________________

Bestandsbuch

Tiername: ____________________ Tierart: ____________________ geb.: ____________

Chronische Erkrankungen / Allergien / Unverträglichkeiten: ____________________

____

Datum	Impfung (Art / Wirkstoff)	Kotprobe / Wurmkur (Befund / Wirkstoff)	Ektoparasiten-behandlung (Wirkstoff)	Sonstiges (Hufpflege, Schur o. Ä.)	tierärztl. Behand-lung aufgrund:	Unterschrift / Stempel des Tierarztes

Anamnesebogen

Angaben zum Kind

Name: ______________________________

Geburtsdatum: ______________________________

Adresse: ______________________________

Telefonnummer(n): ______________________________

Schule / Kita: ______________________________

Wohnsituation: ______________________________

Ist das Jugendamt involviert? ______________________________

Gibt es familienunterstützende Maßnahmen?

____

Gibt es körperliche Erkrankungen / Einschränkungen?

____

____

Nimmt das Kind Medikamente?

____

____

Liegen Allergien vor?

____

____

Gibt es Ängste vor bestimmten Tierarten?

____

____

War das Kind schon einmal in einer ambulanten psychotherapeutischen Behandlung?

____

____

Gab es bereits stationäre Klinikaufenthalte?

____

____

Ressourcen des Kindes:

____

____

____

Was ist momentan schwierig?

____

____

____

Was soll sich ändern?

____

____

____

____

Wunsch des Kindes:

____

____

____

____

Wunsch der Sorgeberechtigten:

____

____

____

____

Angaben zu den Sorgeberechtigten / der Familie

Partnerschaftsstatus der leiblichen Eltern: ______________________

Ggf. neue Partnerschaft: ______________________________

Geschwister:

____

____

Weitere wichtige Informationen:

____

____

____

____

____

____

____

____

____

____

Ratingskalen zur Verhaltenseinschätzung im tiergestützten Einsatz

Zeitraum der Erfassung (von–bis):

Datum:

Name:

Alter:

a) Selbstbewusstsein im Umgang mit dem Tier (Kriterien: Umgang, selbstständiges Handeln, Entscheidungen treffen)

1	2	3	4	5

1. Das Kind bzw. der/die Jugendliche zeigt kein Selbstbewusstsein, möglicherweise sogar Angst im Umgang mit dem Tier und ist unsicher.
2. Das Kind bzw. der/die Jugendliche zeigt wenig Selbstbewusstsein im Umgang mit dem Tier, traut sich jedoch unter Anleitung und Begleitung Aktionen zu.
3. Das Kind bzw. der/die Jugendliche zeigt Selbstbewusstsein im Umgang mit dem Tier. Bekannte Handlungen werden eigenständig erledigt. In neuen unbekannten Situationen treten Unsicherheiten auf. Entscheidungen werden nicht selbstständig überlegt und getroffen.
4. Das Kind bzw. der/die Jugendliche zeigt Selbstbewusstsein im Umgang mit dem Tier. Bekannte Arbeitsabläufe/Handlungen werden routiniert und eigenständig erledigt. Handlungsentscheidungen werden in neuen unbekannten Situationen ruhig und mit der nötigen Vorsicht eigenständig oder in Absprache getroffen.
5. Das Kind bzw. der/die Jugendliche zeigt sehr viel Selbstbewusstsein im Umgang mit dem Tier. Handlungsentscheidungen in neuen unbekannten Situationen werden zum Teil unreflektiert und sehr schnell getroffen. Die eigene Kompetenz wird überschätzt.

b) Emotionale Beziehung zu dem Tier (Kriterien: Ansprache, Körperkontakte, Umgang)

1	2	3	4	5

1. Das Kind bzw. der/die Jugendliche zeigt keine Emotionen gegenüber dem Tier. Der Körperkontakt und der Umgang werden nicht eigenständig gesucht. Es erfolgt keine persönliche Ansprache.
2. Das Kind bzw. der/die Jugendliche zeigt nur wenige Reaktionen, die auf eine emotionale Beziehung hinweisen könnten. Es erfolgt eine persönliche Ansprache, jedoch kein Körperkontakt. Der Umgang beschränkt sich auf notwendige Handlungen.
3. Das Kind bzw. der/die Jugendliche zeigt Emotionen gegenüber dem Tier. Es erfolgt eine persönliche Ansprache und der Körperkontakt zum Tier wird vorsichtig, aber selbstständig gesucht. Kommt das Tier unaufgefordert näher und sucht den Kontakt, geht das Kind bzw. der/die Jugendliche aber auf Distanz.
4. Das Kind bzw. der/die Jugendliche zeigt eindeutig eine emotionale Beziehung zum Tier. Er/sie freut sich auf die Begegnung, es findet eine höfliche Begrüßung statt, der Körperkontakt wird selbstständig gesucht und auch die vom Tier ausgehende Kontaktaufnahme ist erwünscht. Das Kind bzw. der/die Jugendliche ist traurig, wenn der Kontakt endet.
5. Das Kind bzw. der/die Jugendliche zeigt eindeutig eine emotionale Beziehung zum Tier. Er/sie freut sich auf die Begegnung. Die Begrüßung ist überschwänglich und übertrieben euphorisch. Der Körperkontakt ist sehr eng. Das Kind bzw. der/die Jugendliche kann nur schwer abwarten, bis das Tier sich ihm/ihr selbstständig nähert.

c) Die Tierbegegnung war (Kriterien: Muskelspannung, Artikulation/Laute, Körperhaltung):

1	2	3	4	5
angespannt	zumeist angespannt	halb angespannt, halb entspannt	meistens entspannt	sehr entspannt

d) Gefahreneinschätzung (Kriterien: Angstreaktionen, Entscheidungsweisen, Hilfesuche)

1	2	3	4	5

1. Das Kind bzw. der/die Jugendliche zeigt sich übertrieben ängstlich.
2. Das Kind bzw. der/die Jugendliche zeigt sich gelegentlich ängstlich, schafft es aber, durch Ermutigung und Begleitung Situationen, die ihn/sie ängstigen, zu überwinden.
3. Das Kind bzw. der/die Jugendliche zeigt selten Angst. Schafft es jedoch nicht, diese ohne Hilfe zu überwinden.
4. Das Kind bzw. der/die Jugendliche zeigt selten Angst. Schafft es, diese ohne Hilfe zu überwinden.
5. Das Kind bzw. der/die Jugendliche zeigt nie Angst. Er/sie ist sich keiner Risiken bewusst.

e) Beziehung zur Person (Pädagoge/Therapeut) im tiergestützten Einsatz (Kriterien: Gesprächsbereitschaft, Wortwahl, Reaktion auf Interaktionen):

1	2	3	4	5
kein Kontaktwunsch	wenig Kontakt	Kontaktbereitschaft	sucht gerne den Kontakt	übertriebenes Kontaktverhalten

Reflexionsbogen

Datum:	
Name:	
Tier:	
Inhalt / Dauer der Intervention:	

Das hat mit gut gefallen:

____

____

____

Das hat mit nicht so gut gefallen:

____

____

____

Ich möchte, dass sich Folgendes verbessert:

____

____

____

Das hat sich schon verbessert:

____

____

____

Das ist mein schönstes Erlebnis:

Meine Ziele sind:

Diese Ziele habe ich schon erreicht:

Das kann ich noch besser machen:

Das kann die tiergestützt arbeitende Fachkraft noch besser machen:

Kleines Glossar zum Verhaltenstraining

Konditionierung

In der Psychologie wird unter dem Begriff „Konditionierung" die Kombination aus einem Reiz und einer darauffolgenden Reaktion verstanden. Man unterscheidet zwischen klassischer und instrumenteller / operanter Konditionierung.

Bei der klassischen Konditionierung wird eine reflexhafte Reaktion durch einen Reiz ausgelöst. Bekanntes Experiment zur klassischen Konditionierung ist der Pawlow'sche Hund: Gleichzeitig mit dem Erklingen eines Glockenlauts wurde dem Tier Futter gereicht. Nach mehrfachen Wiederholungen reichte der Glockenlaut allein aus, um bei dem Hund – in Erwartung des Futters – Speicheln auszulösen, in Erwartung des Futters. Der ursprüngliche auslösende Reiz (Futter) wurde somit von dem neuen, vorher neutralen Reiz (Glockenlaut) abgelöst und führt zur gleichen Reaktion (Speicheln).

Bei der instrumentellen / operanten Konditionierung wird ursprünglich spontan gezeigtes, nicht reflexhaftes Verhalten verstärkt. Beispiel: Ein Tier erhält Belohnung nach dem Berühren eines bestimmten Gegenstandes. Nach einiger Zeit verknüpft es diese Handlung mit der Belohnung und zeigt das gewünschte Verhalten (Berühren des Gegenstandes) gezielt.

Positive Verstärkung

Positive Verstärkung bedeutet, dass ein auf ein bestimmtes Verhalten folgendes Ereignis die Wahrscheinlichkeit auf ein erneutes Zeigen des Verhaltens erhöht. Siehe das Beispiel zur instrumentellen / operanten Konditionierung: Hier dient das Futterlob als positiver Verstärker und erhöht somit die Wahrscheinlichkeit auf Zeigen des gewünschten Verhaltens. Positiver Verstärker kann unter anderem auch stimmliches Lob sein, Streicheln, eine kurze Spielsequenz.

Negative Verstärkung

Bei negativer Verstärkung wird eine (für den Menschen) unangenehme Situation beendet. Beispielweise dreht man sich weg, wenn ein Hund einen anspringen möchte, man ignoriert ihn. Für den Hund ist die Situation unangenehm. Hört er mit dem Anspringen auf, wendet man sich ihm wieder zu. Der Begriff „negative Verstärkung" wird häufig fälschlicherweise mit Bestrafung verwechselt oder gleichgesetzt. Durch

Bestrafung soll aber die Wahrscheinlichkeit des Auftretens von Verhaltensweisen verringert werden. Negative Verstärkung soll jedoch zum Zeigen gewünschten Verhaltens führen.

Clickertraining

Beim Clickertraining arbeitet man mit instrumenteller / operanter Konditionierung. Da Lernverhalten umso schneller eintritt, je eher gewünschtes Verhalten positiv verstärkt wird, kann man sich eines Hilfsmittels bedienen, nämlich eines sogenannten Clickers. Erst wird dem Tier bei jedem Clicken ein positiver Reiz (z. B. Futterlob) präsentiert. Mit der Zeit verknüpft es bereits das Geräusch des Clickers mit positiven Gefühlen. Der Clicker kann im nächsten Schritt das Futterlob (zumindest teilweise) ersetzen und dient allein als unmittelbarer Verstärker. Einmal vom jeweiligen Tier erlernt, kann der Clicker somit auch von anderen Personen eingesetzt werden und in der TGI beispielsweise an Kinder übergeben werden.

Targettraining

Beim Tragettraining wird das jeweilige Tier auf einen bestimmten Gegenstand (das Target, vom englischen Wort für „Ziel" oder „etwas anpeilen") konditioniert. Das Berühren beispielsweise einer Stabspitze wird verstärkt. In der Folge kann das Tier damit durch einen Slalom geführt werden, über kleine Hindernisse o. Ä.

Schneckenregeln

1. Erst fragen, dann anfassen!

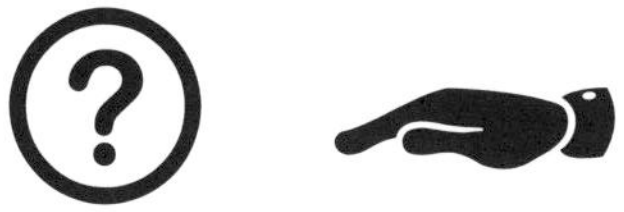

2. Nicht am Häuschen reißen oder ziehen!

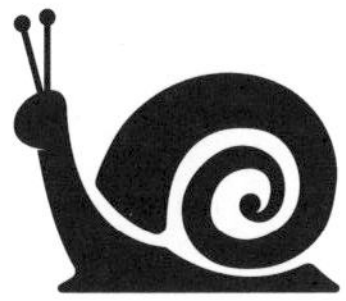

3. Schnecke gut festhalten, nicht fallen lassen!

4. Nur geeignetes Futter geben!

Schneckenspiel

Materialien zur Spielherstellung

- Bastelsperrholz-Platte, Größe ca. 60 cm x 40 cm (andere Maße gehen natürlich auch)
- runde Flaschendeckel
- Bierdeckel oder andere quadratische Formen in ähnlicher Größe
- Mindestens 5 verschiedene Acrylfarben und -stifte
- Bleistift, Lineal
- lufttrocknende Modelliermasse
- 4 leere Schneckenhäuser oder alternativ Kastanien
- Blumendraht
- nach Belieben: Schneckenbilder, Fotos, Zeichnungen
- einen Würfel
- Tonpapier / -karton in Grün für das Salatblatt

Spielherstellung

Die Kinder sollten in den Arbeitsprozess aktiv mit eingebunden werden. Lediglich bei der Übertragung der Spielmaße und im Umgang mit dem Heißkleber ist je nach Alter der Kinder Hilfe erforderlich. Alle anderen Arbeitsschritte können zumindest teilweise schon ab Kindergartenalter umgesetzt werden. Die Spielherstellung soll das Interesse an dem Thema wecken und schult gleichzeitig die Motorik. Ein Beispiel für ein fertiges Spielbrett findet sich in Abbildung 4.5 auf Seite 54.

1. Die Sperrholzplatte mit weißer Acrylfarbe grundieren, (am besten eignet sich hierzu ein kleiner Farbroller), anschließend trocknen lassen.

2. Mit dem Bleistift die Spielfelder auf die Platte übertragen. Es empfiehlt sich, die Randabstände zu messen und einheitlich zu übertragen. Kleinere Abweichungen sind nicht schlimm. Wichtig ist, dass die Anzahl der Felder stimmt. Mit dem Bierdeckel werden zuerst die Startfelder in die Ecken gezeichnet. Danach werden mit den Flaschendeckeln die runden Spielfelder mit Bleistift aufgezeichnet.

3. Jedes quadratische Feld bekommt eine eigene Farbe, mit der es ausgemalt wird. Die jeweils in der mittleren Reihe liegenden fünf runden Felder werden in derselben Farbe wie die quadratischen Felder ausgemalt.

4. Das Spiel benötigt neun Ereignisfelder. Die runden Ereignisfelder werden in einer fünften Farbe ausgemalt und gleichmäßig nach Belieben auf die Reihen der äußeren runden Spielfelder verteilt.

5. Die übrig gebliebenen runden äußeren Spielfelder können in einer neutralen Farbe ausgemalt werden. Die Startfelder in der linken unteren Ecke werden in den jeweils zu den Spielfiguren bzw. den quadratischen Feldern passenden Farben umrandet.

6. Als Nächstes werden die Schneckenspielfiguren hergestellt. Dazu formen die Kinder aus der lufttrocknenden Modelliermasse einen Schneckenkörper. Ähnlich wie mit Knete wird mit den Händen zuerst eine dicke „Wurst" gerollt, die dann an einer Seite unten platt gedrückt wird. Die Figur sollte so stehen, nicht rollen. Für den Kopf kann das eine Ende der Figur leicht angehoben werden. Achtung: Nicht zu weit, damit die Spielfigur nachher nicht vorne überkippt! Für die Fühler werden zwei kleine Stückchen Blumendraht in den Kopf gesteckt. Je nach Hersteller fällt die Trocknungszeit der Modelliermasse unterschiedlich aus. Bitte auf die Packungsangabe achten.

7. Nachdem die Figuren getrocknet und hart sind, werden sie in jeweils einer der vier Spielerfarben passend angemalt. Danach die Figuren wieder trocknen lassen.

8. Mit dem Heißkleber werden nun die Schneckenhäuser oder Kastanien auf die Figuren geklebt. Besonders schön ist es natürlich, wenn die Kinder die leeren Schneckenhäuser oder Kastanien selbst gesammelt haben. Auch kleine Tannenzapfen können als Schneckenhäuser verwendet werden.

Spielregeln

1. Zu Beginn des Spiels werden die Schneckenfiguren auf das jeweils zur Schneckenfarbe passende Startfeld gestellt. Der oder die jüngste Mitspielende beginnt, gespielt wird im Uhrzeigersinn.

2. Die Spielenden versuchen, eine Sechs zu würfeln. Erst bei einer Sechs darf man das Startfeld mit seiner Schnecke verlassen. Man würfelt erneut und setzt die gewürfelte Punktzahl mit der Schnecke auf dem Spielfeld. Dabei beginnt man, jeweils auf den Startfeldern an der linken unteren Ecke neben seinen farblich passenden Wissensfeldern zu setzen.

3. Landet eine Schnecke auf einem Ereignisfeld, muss man eine passende Karte ziehen und die angegebene Aktion ausführen.

4. Jede Schnecke muss einmal um das äußere Spielfeld herumziehen, bis sie auf dem ersten der fünf in ihrer Farbe angemalten Spielfeldern zum Stehen kommt. Würfelt man mehr Punkte und kommt damit nicht auf dem ersten farbigen Feld (Wissensfeld) zum Stehen, verfallen die restlichen Würfelpunkte.
5. Von nun an wird nicht mehr gewürfelt. Der / die Spielende bekommt in der nächsten Runde eine der grünen Wissenskarten vorgelesen. Für jede richtige Antwort geht es ein Feld nach oben in Richtung Salatblatt. Bei einer falschen Antwort bleibt man stehen und der / die Nächste ist am Zug.
6. Die Schnecke, die das Salatblatt in der Mitte des Spiels als Erste erreicht, gewinnt.

Ereigniskarten Schneckenquiz

Deine Schnecke findet einen großen Salatkopf im Garten und bekommt neue Kraft.
Würfel gleich noch einmal!

Der Gärtner hat Salz ausgestreut, um die Schnecken abzuwehren.
Deine Schnecke muss einen Umweg nehmen.
Gehe zwei Felder zurück.

Die Sonne scheint heute sehr stark.
Deine Schnecke verkriecht sich unter einem Salatblatt bis zum Abend.
Setze in der nächsten Runde aus.

Der Igel ist heute zu Besuch in eurem Garten. Deine Schnecke verkriecht sich zur Sicherheit in ihrem Häuschen und wartet, bis er weg ist.
Setze in der nächsten Runde aus.

Das Haus deiner Schnecke hat eine kleine Macke. Deine Schnecke muss Kalk suchen, um es zu reparieren.
Gehe ein Feld zurück.

Endlich hat es geregnet. Deine Schnecke kommt gut voran!
Gehe ein Feld vor.

Der Schneckenkönig sucht nach einem neuen Garten für sein Volk.
Würfel gleich noch einmal.

Glückwunsch! Deine Schnecke bekommt Nachwuchs und sucht einen Platz, um ihre Eier abzulegen.
Gehe zwei Felder vor.

Dein Freund macht bei einem Schneckenrennen mit und du feuerst ihn an.
Der / die jüngste Mitspielende darf zwei Felder vor.

Ein trauriger Tag. Im Garten wurde Unkrautvernichtungsmittel gespritzt.
Gehe zurück auf dein Startfeld und beginne das Spiel erneut.

Deine Schnecke wächst und muss ihr Haus vergrößern. Das braucht Zeit.
Gehe ein Feld zurück.

Der Winter ist da. Deine Schnecke macht Winterschlaf.
Setze in der nächsten Runde einmal aus.

Die Flügelschnecke fliegt im Wasser wie ein Vogel in der Luft. Sie fliegt durch das Wasser des Polarmeeres.
Würfel gleich noch einmal!

Du überholst deine Mitspieler beim Schneckenrennen!
Gehe vier Felder vor.

Der Sommer war sehr heiß und trocken. Deine Schnecke findet nur wenig Nahrung und ist langsam.
Gehe drei Felder zurück.

Die kleinen Schaf-Schnecken stärken sich und fressen die Algen im Meer auf.
Rücke zwei Felder vor.

Die Geisterschnecke versteckt sich in den Korallen.
Setze in der nächsten Runde einmal aus.

Die Schnecken haben ein leckeres Erdbeerfeld entdeckt. Alle können sich satt essen.
Jede Schnecke darf ein Feld vor.

Du erwischst jemanden dabei, wie er, obwohl es verboten ist, seine Afrikanische Riesenschnecke aussetzt.
Zur Belohnung darfst du drei Felder vor.

Du hast ein schlechtes Gewissen, weil du eine Weinbergschnecke mit nach Hause genommen hast.
Bring sie wieder in die Natur und gehe drei Felder zurück.

Deine Schnecken im Terrarium benötigen neue Pflanzen.
Gehe sie holen und würfel gleich noch einmal.

Heute sind viele Vögel unterwegs. Zur Sicherheit bleibt deine Schnecke in ihrem Haus.
Setze in der nächsten Runde einmal aus.

In manchen Ländern richtet die Afrikanische Riesenschnecke viel Schaden an.
Hilf den Bewohnern bei der Schneckenplage.
Deine Mitspielenden dürfen alle mit ihren Schnecken zwei Felder vor.

Es hat lange nicht geregnet. Deine Schnecke gräbt sich ein Loch ins kühle Erdreich.
Gehe ein Feld zurück.

Deine Rennschnecke war im Aquarium sehr fleißig und hat viele Algen gefressen.
Würfel gleich noch einmal.

Das Haus deiner Schnecke hat einen Riss. Du musst nach Kalk suchen, um es zu reparieren.
Gehe zwei Felder zurück.

Deine Schnecke möchte ihre Eier ablegen und sucht einen geeigneten Platz.
Würfel noch einmal.

Die kleinen Schneckenbabys sind aus ihren Eiern geschlüpft. Damit sie gut wachsen können, sind sie auf der Suche nach Essen und kalkhaltigem Futter. Hilf den kleinen Schnecken.
Der / die jüngste Mitspielende darf noch einmal würfeln.

Wissensfragen Schneckenquiz

Wie nennt man die Schnecken mit Haus?
Antwort: Gehäuseschnecken

Wo gibt es auf der Welt überall Schnecken?
Antwort: Schnecken gibt es auf der ganzen Welt. Es gibt sie im Wasser und an Land.

Schnecken gehören zu den Weichtieren. Was haben sie deshalb nicht?
Antwort: Sie haben kein Skelett / keine Knochen.

Wie bewegen sich Landschnecken fort?
Antwort: Sie kriechen und gleiten auf ihrem Schleim. Dabei sind sie sehr langsam.

Haben Schnecken Zähne?
Antwort: Nein, sie haben keine richtigen Zähne. Sie haben eine Raspelzunge, die sehr rau ist. Damit raspeln sie ihre Nahrung ab.

Gibt es bei Schnecken Männchen und Weibchen?
Antwort: Ja, bei den meisten Wasserschneckenarten gibt es Männchen und Weibchen. Allerdings sind die meisten Landschneckenarten sogenannte Zwitter, also gleichzeitig männlich und weiblich.

Wie verbringen Landschnecken den Winter?
Antwort: Sie verbringen den Winter in der Erde. Schnecken mit einem Haus verschließen dieses mit einer dicken, harten Schleimschicht.

Wie vermehren sich Landschnecken?
Antwort: Sie legen Eier in die Erde und decken sie zu.

Wozu brauchen die Schnecken ihr Schneckenhaus?
Antwort: Sie brauchen es zum Schutz. Bei Gefahr können sie sich darin zurückziehen. Das Schneckenhaus schützt sie bei Angriffen vor Fressfeinden und ihre wichtigsten Organe sind darin verborgen. Das Häuschen schützt sie auch gegen Kälte.

Haben Schnecken Augen?
Antwort: Ja, nicht alle, aber viele Schnecken haben Augen. Die Augen sitzen als schwarzer Punkt in ihren Fühlern.

Wie lange gibt es schon Schnecken auf der Welt?
a) Seit mehr als 1000 Jahren.
b) Seit über 140 Millionen Jahren.
c) Schnecken gibt es erst seit einigen Jahren auf der Welt.
Antwort: Antwort b ist richtig.

Wie viele verschiedene Schneckenarten gibt es auf der Welt?
a) Über 2000 Arten
b) Über 10 000 Arten
c) Über 40 000 Arten
Antwort: Antwort c ist richtig.

Wozu ist der Schleim bei den Schnecken nützlich?
Antwort: Der Schleim dient der Schnecke zur Fortbewegung. Er schützt sie beim Kriechen vor Verletzungen an scharfen und spitzen Gegenständen.

Mit welchen Bewegungen kommt die Landschnecke voran?
Antwort: Die Schnecke bewegt sich in Wellenbewegungen fort. Um vorwärtszukommen, spannt sie Muskeln an und lässt dann wieder los. Da sie keine Knochen hat, bewegt sie sich nur durch Muskelkraft fort.

Woraus besteht ein Schneckenhaus?
Antwort: Ein Schneckenhaus besteht aus Kalk. Das Haus wächst mit der größer werdenden Schnecke mit. Damit ihr Häuschen mitwachsen kann, benötigt die Schnecke kalkhaltige Nahrung.

In welche Richtung sind Schneckenhäuser gedreht?
Antwort: Mit nur wenigen Ausnahmen sind fast alle Schneckenhäuser rechtsherum gedreht. Die ganz seltenen Schnecken, bei denen das Haus linksherum gedreht ist, nennt man Schneckenkönige.

Ab wann tragen Schnecken ihr Häuschen?
a) Schnecken werden schon mit einem Häuschen geboren.
b) Erst wenn die Schnecke ausgewachsen ist, wächst ihr ein Häuschen.
c) Die Schnecke sucht sich in der Natur ein Häuschen, das zu ihrer Größe passt.
Antwort: Antwort a ist richtig.

Was fressen Schnecken gerne?
Antwort: Schnecken sind Allesfresser. Besonders gerne fressen sie Gemüse wie Salat und Gurke.

Gibt es Schnecken, die andere Tiere fressen?
Antwort: Ja, die gibt es. Es gibt zum Beispiel Raubschnecken, die andere Schneckenarten essen. Einige Schneckenarten, wie die Nacktschnecke, haben die Aufgabe einer Gesundheitspolizei und sind Aasfresser. Das heißt, sie essen tote Tiere.

Welche Tiere sind die häufigsten Fressfeinde der Landschnecken?
Antwort: Die häufigsten Fressfeinde der an Land lebenden Schnecken sind Igel, Vögel und Frösche.

Wie alt können Schnecken werden?
Antwort: Einige Schneckenarten werden in der Natur bis zu 10 Jahre alt.

Wie nennt man die Schnecken ohne Haus?
Antwort: Nacktschnecken

Landschnecken fühlen sich kalt und nass an. Sie sind sozusagen von einem nassen Mantel umgeben. Wovor schützt sie dieser feuchte Überzug?
Antwort: Er schützt sie vor der Austrocknung bei Hitze und Sonnenschein.

Wie bekommen Schnecken Luft?
Antwort: Sie haben ein Atemloch.

Kann man Schnecken essen?
Antwort: Ja, einige Schneckenarten kann man essen. Man sollte jedoch nie Tiere aus der Natur essen, da sie schwere Krankheiten übertragen können.

Nenne drei Landschneckenarten, die in Deutschland vorkommen.
Mögliche Antworten: Ackerschnecke, Bänderschnecke, Glasschnecke, Haarschnecke, Heideschnecke, Karthäuser Schnecke, Laubschnecke, Nacktschnecke, Schnegel, Schnirkelschnecke, Strauchschnecke, Wegschnecke, Weinbergschnecke.

Warum steht die Weinbergschnecke unter Naturschutz?
Antwort: Diese Schneckenart ist gefährdet, das heißt, es gibt nur noch wenige von ihnen. Die Weinbergschnecke darf deshalb nicht eingesammelt und aus der Natur herausgenommen werden.

Wie heißt die größte Landschneckenart der Welt?
Antwort: Die größte Landschneckenart ist die Afrikanische Riesenschnecke (große Achatschnecke).

Warum ist es sehr gefährlich, wenn das Haus der Schnecke kaputtgeht?
Antwort: Das Schneckenhaus schützt die lebenswichtigen Organe (z. B. Herz, Lunge, Magen) der Schnecke. Ohne den Schutz des Häuschens können diese leicht verletzt werden. Auch kann die Schnecke schwer erkranken und sterben. Ohne ihr Häuschen hat sie keinen Schutz vor ihren Fressfeinden.

Kann die Schnecke ihr Haus reparieren?
Antwort: Ja, das kann sie. Kleinere Risse und einzelne kleine Löcher kann sie reparieren.
Achtung: Jede Verletzung am Häuschen bedeutet dennoch eine Gefahr für die Schnecke!

Wo verstecken sich an Land lebende Schnecken tagsüber gerne?
Antwort: Tagsüber verstecken sie sich gerne unter Pflanzen, in der Erde oder in Löchern.

Wie können Schnecken fühlen?
Antwort: Die Schnecken haben an ihrem Kopf zwei, manche auch vier Fühler. Damit können sie fühlen und tasten.

Wie weit kriecht eine Weinbergschnecke im Durchschnitt in einer Minute?
Antwort:
a) 1 cm in einer Minute
b) 7 cm in einer Minute
c) 1 m in einer Minute
Antwort: Antwort b ist richtig.

Können Schnecken hören?
Antwort: Nein, Schnecken haben keine Ohren und kein Hörorgan.

Haben Schnecken einen Fuß?
Antwort: Ja, auch wenn er nicht aussieht wie unsere Füße. Der Schneckenkörper geht vom Kopf gleich in den Fuß über.

Welche Organe hat die Schnecke, die wir auch haben? Nenne mindestens zwei.
Mögliche Antworten: Herz, Lunge, Niere, Magen

Haben Schnecken ein Gehirn?
Antwort: Nein, Schnecken haben kein Gehirn wie wir. Anstelle des Gehirns haben sie Nervenknoten (Ganglien).

Was essen Wasserschnecken gerne?
Antwort: Wasserschnecken essen gerne Algen und Pflanzenreste.

Quiz zum Thema Kommunikation von Hühnern

Wer versteht, was uns die Hühner sagen? (Die Kommunikation unter Hühnern)

1. Können uns Hühner hören?
   a) Nein, sie haben ja keine Ohren.
   b) Ja, Hühner können sehr gut hören.

2. Wie viele Laute äußern Hühner, um sich untereinander zu verstehen?
   a) Sie benutzen weniger als 10 Laute.
   b) Sie verwenden um die 20 Laute.
   c) Sie haben über 25 Laute.

3. Wann fangen Hühner das erste Mal an, sich mit Lauten zu unterhalten?
   a) Die Küken piepsen schon, wenn sie noch im Ei sind und kommen so mit der Henne ins Gespräch.
   b) Die Küken piepsen nach dem Schlupf das erste Mal.
   c) Hühner geben erst Laute von sich, wenn sie ausgewachsen sind.

4. Wie piept ein Küken?
   a) Mit einem tiefen, kurzen Ton.
   b) Mit einem langgezogenen, hohen Ton.

5. Wie antwortet die Mutterhenne (Glucke) ihrem Küken?
   a) Sie antwortet mit aufgeregtem Gegacker.
   b) Sie antwortet mit tiefen, ruhigen Glucklauten.

6. Was bedeuten laute, lange, zum Schluss gesenkte Pieplaute des Kükens?
   a) Das Küken möchte in Ruhe schlafen.
   b) Das Küken hat sich mit seinen Geschwistern gestritten.
   c) Das Küken hat sich verlaufen.

7. Bis zu welcher Entfernung können sich Mutter und Küken verständigen?
   a) Bis zu einer Entfernung von 20 Metern.
   b) Bis zu einer Entfernung von einem Kilometer.
   c) Bis zu einer Entfernung von drei Metern.

8. Können die kleinen Küken unterscheiden, ob ihre Mutter sie ruft oder eine andere Henne?
   a) Ja
   b) Nein

9. Haben die Küken nur einen Laut, mit dem sie sich verständigen können?
   a) Ja, sie können nur auf eine Art piepen.
   b) Nein, sie verwenden unterschiedliche Arten, die alle etwas anderes bedeuten.

10. Wie sagt die Henne ihren Küken, dass sie an einer bestimmten Stelle Futter finden?
    a) Die Henne lockt ihre Küken mit kurzen, tiefen Tönen zum Futter.
    b) Die Küken finden ihr Futter selbst. Die Henne zeigt es ihnen nicht.

11. Was bedeutet es, wenn die Küken unter dem Gefieder der Mutter leise zwitschern?
    a) Die Küken wollen nicht schlafen und reden deshalb weiter.
    b) Die Küken wollen unter dem Gefieder weg und herumlaufen.
    c) Die Küken fühlen sich sehr wohl.

12. Müssen junge Hähne das Krähen erst üben oder können sie es von Anfang an?
    a) Junghähne sind von Anfang an gute Kräher, sie müssen nicht üben.
    b) Junghähne üben das Krähen durch Nachahmen. Am Anfang klappt das noch nicht so gut und es hört sich eher nach Krächzen an.

13. Woher weiß man, dass eine Henne ein Ei gelegt hat?
    a) Wenn die Henne ein Ei gelegt hat, äußert sie ein aufgeregtes Eierlege-Gegacker.
    b) Hennen legen ihre Eier still, darum muss man immer nach den Eiern suchen.

14. Warum krähen Hähne?
    a) Hähne krähen nur, um die anderen Hühner zu warnen.
    b) Hähne krähen hauptsächlich als Zeichen ihrer Macht.

15. Können Hähne nur krähen oder geben sie auch andere Laute von sich?
    a) Hähne geben noch viele andere Laute von sich, da sie jede Menge Aufgaben in einem Hühnerstall erfüllen.
    b) Hähne können nur krähen.

16. Kräht jeder Hahn gleich?
    a) Ja, jedes Krähen hört sich gleich an.
    b) Nein, jeder Hahn kräht anders.

Lösungen:

Frage 1: Antwort b)

Frage 2: Antwort c)

Frage 3: Antwort a)

Frage 4: Antwort b)

Frage 5: Antwort b)

Frage 6: Antwort c)

Frage 7: Antwort a)

Frage 8: Antwort a)

Frage 9: Antwort b)

Frage 10: Antwort a)

Frage 11: Antwort c)

Frage 12: Antwort b)

Frage 13: Antwort a)

Frage 14: Antwort b)

Frage 15: Antwort b)

Frage 16: Antwort b)

Das Huhn und der Karpfen

Auf einer Meierei
Da war einmal ein braves Huhn,
Das legte, wie die Hühner tun,
An jedem Tag ein Ei
Und kakelte,
Mirakelte,
Spektakelte,
Als ob's ein Wunder sei.
Es war ein Teich dabei,
Darin ein braver Karpfen saß
und stillvergnügt sein Futter fraß,
Der hörte das Geschrei:
Wie's kakelte,
Mirakelte,
Spektakelte,
Als ob's ein Wunder sei.
Da sprach der Karpfen: „Ei!
Alljährlich leg' ich ‚ne Million
Und rühm' mich dess' mit keinem Ton;
Wenn ich um jedes Ei
So kakelte,
Mirakelte,
Spektakelte –
Was gäb's für ein Geschrei."

Heinrich Seidel (1842–1906)

Die Wir-Werkstatt – wir erstellen ein Forscher-Handbuch

Allgemeine Informationen

„Die ‚Wir-Werkstatt' ist eine Beteiligungs-Methode, die auf die Methode ‚Appreciative Inquiry' (AI) zurückgeht und diese konsequent [...] umsetzt. Im Mittelpunkt steht das Positive, die Fähigkeiten und Fertigkeiten jedes Einzelnen und die solidarische Zusammenarbeit", heißt es auf der Seite des Deutschen Kinderhilfswerks e. V. zur Wir-Werkstatt.

Appreciative Inquiry (AI) ist eine Methode und Philosophie, die in den USA um 1994 von David Cooperrider entwickelt worden ist. Wie oben schon angesprochen, steht hier nicht etwa die Problemanalyse im Mittelpunkt, sondern es wird sich auf das Positive, die Stärken und Potenziale eines / einer jeden konzentriert.

Die „Wir -Werkstatt" umfasst einen 4-Phasen-Prozess:

1. Discovery: Erkunden, Verstehen, Wertschätzen – die Teilnehmenden und ihre Stärken kennenlernen.
2. Dream: Visionieren – Wie stellen wir uns die Zukunft vor, was erträumen wir uns?
3. Design: Gestalten – Ein Bild dieser Vision wird entworfen.
4. Destiny / Delivery: Umsetzen, Verwirklichen – Wie kann die Vision umgesetzt werden, wie kann man Kraft dafür entwickeln?

Die Grundphilosophie lautet dabei: Wir stärken das, worauf wir unsere Aufmerksamkeit richten. Das Thema bzw. das Projekt wird zusammen mit den Kindern und Jugendlichen erarbeitet und festgelegt, in diesem Fall bspw. ein auf Tiere bzw. Naturbeobachtungen bezogenes Forscher-Handbuch. Die „Wir-Werkstatt" sollte dabei altersentsprechend gestaltet und angepasst werden. Ziel ist es, das Selbstbewusstsein zu fördern und ein Wir-Gefühl in der Gruppe herzustellen. Die Kinder und Jugendlichen sollten Anerkennung und Wertschätzung für ihre Arbeit bekommen.

Das Erstellen von Forscher-Handbüchern anhand des Konzeptes der Wir-Werkstatt wird von den Kindern und Jugendlichen zumeist gerne aufgenommen, um ihre Ergebnisse festzuhalten und zu präsentieren. In dieser Arbeit kann sehr gut der Tierkontakt mit Wissensdurst kombiniert werden. Gemeinsam wird zu den verschiedenen Tierarten geforscht. Die Kinder und Jugendlichen erhalten ihre Informationen durch Sachbücher, Zeitschriftenartikel und das Internet, aber auch durch Beobachten und Experimentieren.

Voraussetzung für eine gelingende Recherche ist die Bereitschaft, sich auf andere Lebewesen einzulassen und lernen zu wollen, sie besser zu verstehen.

Eigene Fragen müssen dabei durch problemformulierendes und problemlösendes Handeln selbst beantwortet werden. Das forschende Lernen geschieht individuell. Den Kindern und Jugendlichen sollte hierfür eine passend gestaltete Lernumgebung zur Verfügung stehen. Um Sachverhalte und Vorgänge besser zu verstehen, sollten Handlungsangebote gemacht werden. Diese erleichtern zudem den thematischen Einstieg.

In den verschiedenen Arbeitsphasen der Wir-Werkstatt wird das sichere Handhaben von Hilfsmitteln und Methoden erlernt. Anschließend sollten die Kinder und Jugendlichen nach Möglichkeit ihre Ergebnisse vorstellen. Der gemeinsame Gedankenaustausch und das Lernen mit allen Sinnen sind im Rahmen der Wir-Werkstatt sehr wichtig.

Gestaltung

Die folgenden Arbeitsschritte orientieren sich an der Gestaltung der Wir-Werkstatt des Kinderhilfswerks e. V. (Informationen unter ↗ http://bit.ly/39SRleb; Material-Download unter ↗ http://bit.ly/2JLrMRF). Für den tiergestützten Einsatz wurde dieses Modell nachfolgend abgewandelt und angepasst. Dabei geht es nicht um rein naturwissenschaftliche Themen, sondern um Tiere als Lebewesen, welche fühlen, denken und handeln. Dadurch wird die emotionale Komponente ergänzt, die die Empathie der Kinder und Jugendlichen gegenüber anderen Lebewesen steigert.

Phase 1: „Discovery: Erkunden, Verstehen, Wertschätzen“

Die erste Phase dient dazu, sich besser kennenzulernen. In einem Partnerinterview erkunden die Kinder und Jugendlichen, was der Interviewpartner schon über das betreffende Tier weiß. Um das Interview erfolgreich führen zu können, sollten vorher Tipps besprochen werden. Dazu gehören Regeln wie: Nehmt euch Zeit; wartet geduldig die Antwort ab; nachfragen, wenn etwas nicht verstanden wurde sowie eine Abschlussbesprechung, ob auch nichts vergessen wurde. Neben der persönlichen Vorstellung finden die Kinder auf diese Art heraus, was sie schon wissen und was sie bereits mit der Tierart / dem Tier erlebt haben. Die Ergebnisse werden als Porträt festgehalten und in der Gruppe vorgestellt. Achtung: Für die Vorstellung sollten unbedingt vorab Verhaltensregeln (wie ausreden lassen, keine abfälligen Bemerkungen oder Beleidigungen, Ergänzungen ja, aber höflich und wertschätzend) vereinbart worden sein, um einen geschützten Raum zu erzeugen.

Phase 2: „Dream: Visionieren"

Die Interviewpartner aus Phase eins können beibehalten oder auch getauscht werden.

In dem nun folgenden Interview werden Fragen gestellt wie:

- Welche Erwartungen hast du, wenn wir uns mit dem Tier beschäftigen?
- Was würdest du gerne tun?
- Welchen Fragen würdest du gerne nachgehen?

Nach dem Interview werden in der zweiten Phase Kleingruppen gebildet. Diese setzen sich mit verschiedenen Bereichen auseinander, die alle mit dem betreffenden Tier zu tun haben. Mögliche Bereiche wären zum Beispiel das hedonisches Budget des Tieres, Verhaltensweisen, Nutzung und ethische Fragen Umgang und Haltung betreffend.

Phase 3: „Design: Gestalten"

In der dritten Phase werden die neuen Erkenntnisse konkret im Forscher-Handbuch festgehalten. Das kann sowohl in Form von Bildercollagen, Reportagen als auch Geschichten sein. Die Kinder und Jugendlichen dürfen ihrer Kreativität dabei freien Lauf lassen.

Phase 4: „Destiny / Delivery: Umsetzen, Verwirklichen"

Die vierte Phase umfasst die Präsentation der Ergebnisse und des Forscher-Handbuches vor einer größeren Gruppe.

Zum Abschluss wird diskutiert, welche Ansichten und Meinungen über das Tier sich durch die Arbeit geändert haben. Dabei wird auch besprochen, was jeder Einzelne zu dem Projekt beigetragen hat und berichtet, was man Neues gelernt hat.

Wir-Werkstatt: Forscher-Handbuch

Meine Tierart

Das bin ICH:

Name: ______________________________

Alter: ______________________________

Haustiere: ___________________________

Das weiß ich über die Tierart:

Das habe ich mit der Tierart erlebt:

Mein Erlebnis:

Das finde ich an dem Tier toll:

Das mag ich an dem Tier nicht so:

Das würde ich gerne über die Tierart herausfinden:

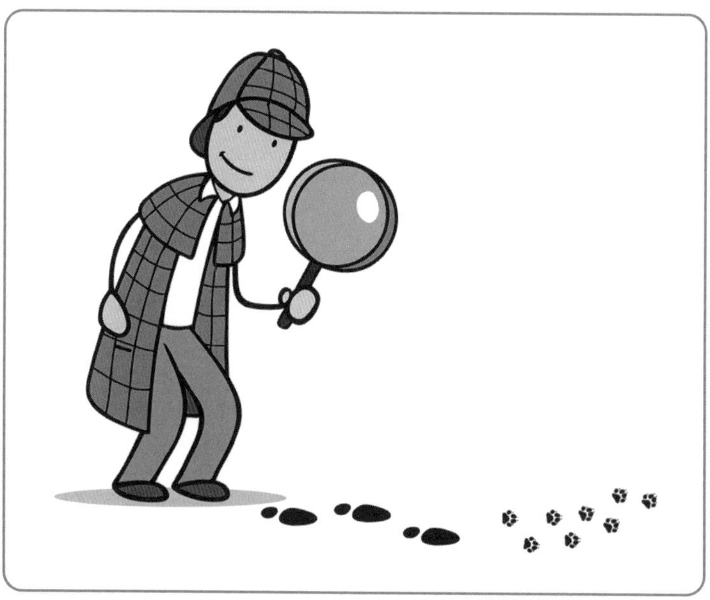

Mit diesen Techniken / Methoden möchte ich gerne forschen:

____

____

____

Besondere Fähigkeiten und Eigenschaften der Tierart:

____

____

____

Das würde ich auch gerne gut können:

____

____

____

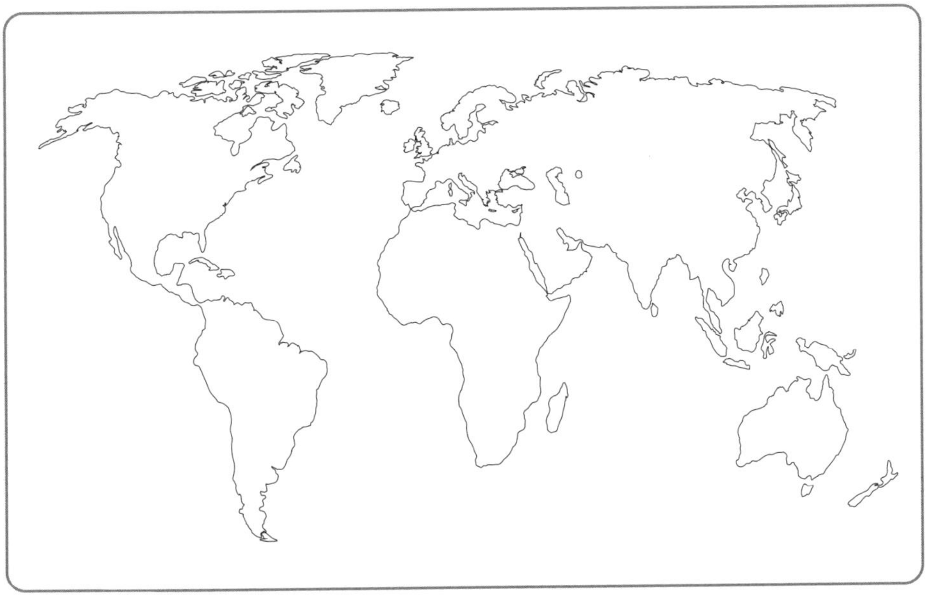

In diesem Land / in diesen Ländern lebt meine Tierart:

____

____

Das sind einige typische Verhaltensweisen des Tieres:

____

____

____

Wird die Tierart oder werden ihre Erzeugnisse vom Menschen genutzt? Wenn ja, wofür?

____

____

____

So sieht der ideale Lebensraum für das Tier aus:

Das braucht das Tier, um glücklich und zufrieden zu sein:

Das habe ich bei dem Tier beobachtet:

So hat das Tier auf mich reagiert:

Hier kannst du eine Sage, ein Märchen, ein Lied oder ein Gedicht zu deiner Tierart veröffentlichen.

Vielleicht magst du dir sogar selbst etwas ausdenken?

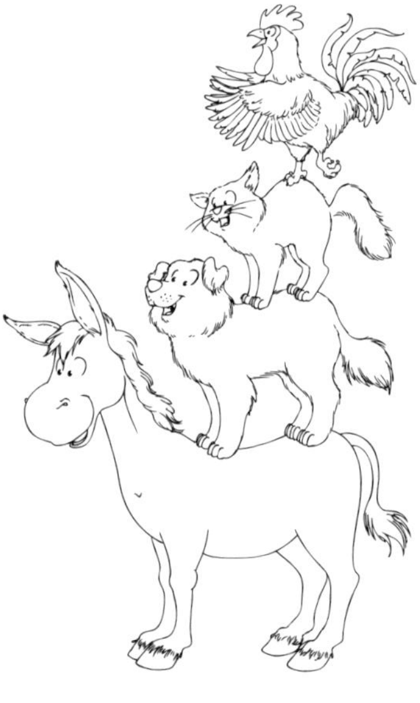

Diesen interessanten Bericht habe ich über das Tier gefunden
(ausdrucken, ausschneiden, aufkleben):

Mein Fantasietier – diese Tierart möchte ich einmal entdecken:

Das habe ich neu gelernt:

____

____

____

____

Durch das Forschen hat sich bei mir Folgendes verändert
(Meinungen, Sichtweisen, Erkenntnisse):

____

____

____

____

Das habe ich für das Projekt/Thema getan:

____

____

____

____

Ich wünsche mir für die Zukunft:

____

____

____

____

____

____

Literatur

ACCINELLI, G. (2017): *Der Dominoeffekt oder Die unsichtbaren Fäden der Natur.* Frankfurt a. M.: Fischer Sauerländer.

BEETZ, A. (2012): *Hunde im Schulalltag: Grundlagen und Praxis.* München. Reinhardt.

BEHRENDT, A. (2017): *Aquarien-Fibel für Kids.* 4., bearb. Aufl. Ettlingen: Dähne Verlag.

BIRMELIN, I. (2015): *Neugierige Meerschweinchen: So fühlen sie sich wohl.* 3. Aufl. München: Gräfe und Unzer.

BOND, M. (2015): *Hier kommt Olga da Polga.* 2. Aufl. Stuttgart: Thienemann.

BOWLBY, J. (1995): „Bindung: Historische Wurzeln, theoretische Konzepte und klinische Relevanz". In Spangler, G. & Zimmermann, P. (Hrsg.): *Die Bindungstheorie.* Stuttgart: Klett-Cotta, S. 17–26.

BUHOLZER, T. (2019): *Schneckenleben.* Neuausgabe. Frankfurt a. M.: Fischer Sauerländer.

BUNDESMINISTERIUM FÜR ERNÄHRUNG UND LANDWIRTSCHAFT (2020). „Bestandszuwachs bei Legehennen setzt sich fort, Nahrungsverbrauch und Selbstversorgungsgrad Eier steigen weiter an". Einsehbar unter: https://www.bmel-statistik.de/ernaehrung-fischerei/versorgungsbilanzen/eier/ (letzter Zugriff 20.4.2021).

CARLE, E. (2009): *Die kleine Raupe Nimmersatt.* 15. Aufl. Hildesheim: Gerstenberg.

CHOINSKI-SCHUBERT, S. & KRÜMMEL, G. (2002): *Vom Schaf zum Pullover: Eine Werkstatt.* Mülheim: Verlag an der Ruhr.

CROOS-MÜLLER, C. (2020): *Ich schaf(f) das! Leichte Körperübungen für mehr Lebenspower.* München: Kösel.

DEUTSCHE REITERLICHE VEREINIGUNG E. V. (HRSG.) (2019): *Hobby Horsing – Mein Steckenpferd.* Warendorf: FN Verlag.

DOHM, C. (2019): *Mit Kindern filzen.* Stuttgart: Verlag Freies Geistesleben & Urachhaus.

ESCHBACH, A. & ESCHBACH, M. (2014): *Pferdesprache für Kinder. Pferdeflüstern leicht gemacht.* Stuttgart: Kosmos.

ESCHENWEBER, S. (2020): *Denksport für Hunde: Die 101 besten Hundespiele für mehr Agility, Intelligenz & Spaß.* Independently published.

ETTL, R. (2005): *So bleibt Ihr Pferd cool und gelassen. Gelassenheitstraining für Alltag und Prüfung.* München: Cadmos.

GREIFFENHAGEN, S. (1991): *Tiere als Therapie – Neue Wege in Erziehung und Heilung.* München: Droemer Knaur.

GREIFFENHAGEN, S. & BUCK-WERNER, O. (2011): *Tiere als Therapie. Neue Wege in Erziehung und Heilung.* 3. Aufl. Nerdlen: Kynos.

GUICHARD, J. & XÉNARD, C. (2020): *Das wundersame Leben der Bienen.* Frankfurt a. M.: Fischer Sauerländer.

GUT, W.; CRUMP, L.; ZINSSTAG, J.; HATTENDORF, J. & HEDIGER, J. (2018): „The effect of human interaction on guinea pig behavior in animal-assisted therapy". *Journal of Veterinary Behavior,* Volume 25, S. 56–64.

HAUS, K. (2016): *Schafe halten: artgerecht und natürlich.* Stuttgart: Kosmos

HERRMANN, J. (2020): *Das große Hundespiele Buch – 100 kreative Hundespiele für drinnen und draußen.* Independently published.

HÖCK, R. (2018): *Happy Huhn. Das Buch zur YouTube-Serie: Von dem Vergnügen, glückliche Hühner halten zu dürfen.* München: Cadmos.

Hutts Aston, D. (2017): *Das wundersame Leben der Schmetterlinge (Naturkind)*. Bindlach: Loewe Verlag.

International Association of Human–Animal Interaction Organizations (IAHAIO) (2014): *IAHAIO Weissbuch 2014. Definitionen der IAHAIO für Tiergestützte Interventionen und Richtlinien für das Wohlbefinden der beteiligten Tiere*. Einzusehen unter: ↗ https://iahaio.org/wp/wp-content/uploads/2017/05/iahaio-white-paper-2014-german.pdf (letzter Zugriff am 18.4.2021).

Jugla, C. & Giuchard, J. (2020): *Experiment Ei (Mein kleines Labor)*. Zürich: Bohem Press.

Julius, H.; Beetz, A.; Kotrschal, K. & Turner, D. (2011): The effect of a real dog, toy dog and friendly person on insecurely attached children in a stressful task: an exploratory study. Anthrozoös, 24, S. 349–368.

Julius, H.; Beetz, A.; Kotrschal, K.; Turner, D. & Uvnäs-Moberg, K. (2014): *Bindung zu Tieren: Psychologische und neurobiologische Grundlagen tiergestützter Interventionen*. Göttingen: Hogrefe.

Knolle F., Goncalves R. P. & Morton, A. J. (2017): *Sheep recognize familiar and unfamiliar human faces from two-dimensional images*. R. Soc. open sci.4:171228.

Köhrsen, A. & Roché, J. (2017): *Wer singt denn da? Vogelstimmen-CD + Buch*. Stuttgart: Kosmos.

Koldau, L. (2107): *Meerschweinchen: Haltung, Beschäftigung, Verhalten und Gesundheit*. Stuttgart: Kosmos.

Leiss, A. (2007): *Achatschnecken. Die Familie der Achatinidae*. Münster: Natur und Tier.

Mamerow, A. (2011): *Das Pferd ist dein Spiegel – Besser reiten mit mentalem Training*. Leipzig: Draksal Fachverlag.

Marino, L. (2017): „Thinking chickens: a review of cognition, emotion, and behavior in the domestic chicken". *Anim Cogn* 20, S. 127–147. Einsehbar unter: ↗ https://link.springer.com/article/10.1007/s10071-016-1064-4 (letzter Zugriff 19.4.2021).

Matter, M. (2003): *Ein Schaf fürs Leben*. Hamburg: Oetinger.

Palmquist, E. & Rundelius, E. (2019): *Meine Reit- und Pferdeschule*. Frankfurt a. M.: Fischer Meyers Kinderbuch.

Pfister, M. (2011): *Der Regenbogenfisch*. 29. Aufl. Zürich u. a.: NordSüd Verlag.

Odendaal (2000): Animal-assisted therapy – Magic or medicine? *Journal of Psychosomatic Research* 49(4), S. 275–280, DOI:10.1016/S0022-3999(00)00183-5.

Olbrich, E. & Otterstedt, C. (2003): *Menschen brauchen Tiere – Grundlagen und Praxis der tiergestützten Pädagogik und Therapie*. Stuttgart: Kosmos.

Runge, Lars (2019): *Pouring Art*. Igling: EMF.

Sánchez Vegara, M. (2019): *Amelia Earhart: Little People, Big Dreams*. Leipzig: Insel.

Sangu, V. (2020): *Kamishibai: Vom Schaf zum Schal: 10 Fotobildkarten für das Erzähltheater*. München: Hase und Igel.

Schmeing, K. (2005): *Viel zu tun rund ums Huhn: Eine Werkstatt*. Mülheim: Verlag an der Ruhr.

Schmidt, E. (2009): *Mein Kaninchen: Rundum gesund*. München: Gräfe und Unzer.

Schwarzkopf, A. (2019): *Tiere in Einrichtungen des Gesundheitsdienstes und der Pädagogik – Eine Handreichung zur Planung Tiergestützter Therapie aus hygienischer Sicht*. 3. Aufl. Aura a. d. Saale: Support-Verlag.

Sondermann, C. (2017): *Denksport für Hunde: Knobelspiele schnell und einfach selbstgemacht*. Stuttgart: Eugen Ulmer.

Stöckl-Bauer, K. (2020): *Wie lebt das Huhn? Kamishibai Bildkartenset*. München: Don Bosco.

Stohner, A. (2005): *Das Schaf Charlotte*. München: Carl Hanser.

Straass, V. (2015): *Das Schaf: Schauen und Wissen!* München: Hase und Igel.

Teckentrup, B. (2019). *Fische Fische überall.* München u. a.: Prestel Verlag.
Van Hout, Mies (2012): *Heute bin ich.* Zürich: Aracari.
Vernooij, M. & Schneider, S. (2010): *Handbuch der tiergestützten Intervention.* 2. Aufl. Wiebelsheim: Quelle & Meyer.
Weber, A. & Schwarzkopf, A. (2003): *Heimtierhaltung – Chancen und Risiken für die Gesundheit.* Robert Koch Institut (Hrsg.). Einsehbar und Download unter: ↗ https://edoc.rki.de/bitstream/handle/176904/3168/25uDLpnVUj7Y_53.pdf?sequence=1&isAllowed=y (letzter Zugriff 20.4.2021).
Weisshirsch Aquarium Logbooks (Hrsg.) (2020): *Mein erstes Aquarium – Aquaristik-Tagebuch für Kinder.* Independently published.
Wohlfarth, R. & Olbrich, E. (2014): *Qualitätsentwicklung und Qualitätssicherung in der Praxis tiergestützter Intervention.* Einzusehen unter: ↗ https://www.esaat.org/fileadmin/medien/downloads/Leitfaden_f%C3%BCr_die_Qualit%C3%A4tssicherung.pdf (letzter Zugriff 18.4.2021).
Zindler, K. & Wieringer, S. (2001): *Die Schnecken-Werkstatt.* Mülheim: Verlag an der Ruhr.
Zommer, Y. (2019): *Was lebt im großen tiefen Blau?* Frankfurt a. M.: Fischer Sauerländer.
Zommer, Y. (2021): *Vögel, Flugkunst, Federkleid.* Frankfurt a. M.: Fischer Sauerländer.

Weitere Online-Ressourcen

(Datum des jeweils letzten Zugriffs: April 2021.)

Deutsches Kinderhilfswerk, Wir-Werkstatt:
↗ http://www.kinderpolitik.de/index.php?option=com_methoden&ID=270
Deutsches Kinderhilfswerk, Informationsmaterial und Shop:
↗ https://shop.dkhw.de/de/kinderpolitik-artikel/26-wir-werkstatt.html
European Society for Animal Assisted Therapy (ESAAT):
↗ https://www.esaat.org
International Society for Animal Assisted Therapy (ISAAT):
↗ https://www.aat-isaat.org
Institut Schwarzkopf. Tiere in Einrichtungen des Gesundheitsdienstes und der Pädagogik – Eine Handreichung zur Planung Tiergestützter Therapie aus hygienischer Sicht:
↗ https://www.institutschwarzkopf.de/support-verlag/brochueren
Merkblätter der tierärztlichen Vereinigung für Tierschutz e. V.:
↗ https://www.tierschutz-tvt.de/alle-merkblaetter-und-stellungnahmen/#c304

Achatschnecken

Aduis GmbH (Bastelbedarf und pädagogische Artikel):
↗ https://www.aduis.de
Schulamt/Schulbiologiezentrum der Landeshauptstadt Hannover:
↗ http://www.schulbiologiezentrum.info/AH1513%20Achatschnecke.pdf
Schneckeninsel:
↗ https://www.schneckeninsel.de
Über die Schneck – alles über Achatschnecken und ihre Haltung:
↗ https://www.ueber-die-schneck.de

Süßwasser-Aquarien

Basteln mit Upcycling-Mülltüten (englische Webseite):
↗ https://littlestarslearning.blogspot.com/2012/07/jellyfish-from-trash-liners.html
Food and Agriculture Organization of the United Nations (FAO):
↗ http://www.fao.org
Kinderspiele-Welt – Alles, was Kindern Spaß macht:
↗ https://www.kinderspiele-welt.de/basteln-und-werkeln/basteln-farben/fische-basteln.html
Krototak (Basteln mit Tonkarton):
↗ http://krokotak.com/2016/07/moving-fish
Little Red Temptations – Backen, Basteln, Bunt Gemischtes:
↗ https://littleredtemptations.com/tag/salzteig
Nela forscht:
↗ https://www.nela-forscht.de/experimentierwelt/wasser
Schule & Familie:
↗ https://www.schule-und-familie.de/experimente/experimente-mit-wasser.html
Schön.ink – Kreatives & Schönes:
↗ http://schoen-ink.blogspot.com/2017/04/bunte-fische-hommage-mies-van-hout.html

Naturbeobachtungen

Bildungsprojekt Bienenretter:
↗ https://www.bienenretter.de
Deutscher Imkerbund:
↗ https://deutscherimkerbund.de
Deutscher Naturschutzbund:
↗ https://www.nabu.de
Deutscher Theaterverlag, „Die Biene, die ein Schmetterling sein wollte":
↗ https://www.dtver.de/de/theater/index/product/product_id/10085
Familie und mehr:
↗ https://familieundmehr.blogspot.com/2017/03/schmetterling.html
Geolino:
↗ https://www.geo.de/geolino/basteln/21688-rtkl-bunte-nisthilfen-wir-bauen-insekten-dosen
Grundschule und Basteln:
↗ https://www.grundschuleundbasteln.de/2019/07/13/wiese-lapbook-biene
Kinder-WDR: ↗ https://kinder.wdr.de/radio/diemaus/audio/joachims-experimente/audio-was-ist-der-schmetterlingseffekt-100.html
↗ http://www.deutscherimkerbund.de
Lehrermarktplatz: ↗ https://lehrermarktplatz.de/material/152958/lebenszyklus-schmetterling-materialpaket-merkheft-tafelmaterial-drehrad
Planet Schule (SWR/WDR): ↗ https://www.planet-schule.de/sf/multimedia-interaktive-animationen-detail.php?projekt=honigbienen
Projekt „Bienen machen Schule":
↗ https://www.bienen-schule.de

WWF Deutschland, Handbuch „Natur verbindet“: ↗ https://www.wwf.de/aktiv-werden/bildungsarbeit-lehrerservice/natur-verbindet/handbuch-natur-verbindet

WWF Deutschland, weiteres Material und Informationen: ↗ https://www.wwf.de/aktiv-werden/bildungsarbeit-lehrerservice

Hunde

Anleitungen für Schnüffelteppiche:
↗ https://www.smarticular.net/schnueffelteppich-selber-machen-hund-katze/amp
↗ https://lokislife.de/schnueffelkorb-schnueffelteppich
↗ https://www.youtube.com/watch?v=hnrU6d7nB6c
↗ https://www.youtube.com/watch?v=QaldeOZllWs

Erarbeiten von Trickzertifikaten mit dem Hund:
↗ https://minidancerontour.wordpress.com/trickzertifikate

miDoggy, Hundetricks: ↗ https://community.midoggy.de/coole-hundetricks-die-du-deinem-hund-beibringen-kannst

Meerschweinchen

Grundschule Arbeitsblätter – Kostenlose Arbeitsblätter und Unterrichtsmaterial für die Grundschule: ↗ https://www.grundschule-arbeitsblaetter.de/sachunterricht/meerschweinchen

Makerist – Nähen leicht gemacht: ↗ https://www.makerist.de/patterns/schmittchen-das-meerschweinchen-schnittmuster-fuer-ein-kuscheltier

Meerschweinchenwiese: ↗ https://meerschweinchenwiese.de/umgang/beschaeftigungsmoeglichkeiten-fuer-meerschweinchen

Schweinchenwelt – Der Meerschweinchen-Ratgeber:
↗ https://www.meerschweinchen-ratgeber.de/haltung/beschaeftigung

YouTube, Meerschweinchen-Spielzeug basteln:
↗ https://www.youtube.com/watch?v=Gst0cGxVLts

Kaninchen

Kaninchenhilfe Deutschland e. V.:
↗ https://www.kaninchenhilfe.com/haltung/beschaeftigung

Kaninchen-Ratgeber:
↗ https://www.kaninchenwiese.de/umgang/beschaeftigung

Hühner

Drei Ei-Experimente für Kinder: „Ein Ei lernt schwimmen“, „Dünne Schale – große Kraft“, „Die Gummihaut“: ↗ https://www.wissen.de/experiment-rund-ums-ei

„Happy Huhn“, YouTube-Kanal von Robert Höck:
↗ https://www.youtube.com/channel/UCCi_yf4nkVmWaE0IoNweTlw

Kleiner Forscher: „Wie alt ist das Ei?“: ↗ https://www.haus-der-kleinen-forscher.de/de/praxis-anregungen/experimente-fuer-kinder/exp/wie-alt-ist-das-ei
Planet Schule (SWR/WDR), Film „Das Huhn von Frau Hahn“: ↗ https://www.planet-schule.de/sf/filme-online.php?film=755&reihe=85&seite=2
Planet Schule (SWR/WDR), Material zum Film: ↗ https://www.planet-schule.de/wissenspool/lebensraeume-in-haus-und-garten/inhalt/unterricht/das-huhn-von-frau-hahn.html
respekTIERt, Hühnertricks:
↗ https://www.youtube.com/watch?v=fBbBPC0ggZY
Steigerwald, N., Hühnerseminare:
↗ https://www.steigerwald-t.de/shop/de/training-tiergerecht/huehnerseminare
Tepetua, Bastelanleitung Brottütenhuhn:
↗ https://tepetua.blogspot.com/2018/03/diy-l-brottuetenhuhn.html
Verlag Pro Kita, Blog Eier-Experimente: „So bekommt ihr ein durchsichtiges Ei“:
↗ https://www.pro-kita.com/blog/oster-experiment-so-bekommt-ihr-ein-durchsichtiges-ei
WDR, Heckers Hexenküche: Praktische Eier-Experimente – „Ein Ei auspusten – aber mit nur einem Loch“, „Das Ei des Kolumbus“, „Ein rohes Ei schälen“: ↗ https://kinder.wdr.de/radio/kiraka/hoeren/entdecken/heckers-hexenkueche-eier-experimente-100.html

Schafe

Grundschulmaterial – Unterrichtsmaterial für die Grundschule: Steckbriefvorlagen, Faltbuch und Schreibblätter: ↗ https://www.grundschulmaterial.de/medien/HuS/c/7/p/1/?q=schaf
Löwenzahn, ZDFtivi (2019): „Schafe – Ausreißer im Wolfspelz“,
↗ https://www.kika.de/loewenzahn/sendungen/sendung42940.html
Nitschmann, C., Rohwolle färben:
↗ https://blog.cornitfilz.de/rohwolle-farben-ein-leitfaden-mit-fotos
Unterricht.Schule: Lückentext zum Thema Schafe:
↗ https://unterricht.schule/l%C3%BCckentext-material/schafe

Pferde

Arbeitsgemeinschaft Zeitgemäße (+ Selektive) Entwurmung (AG.ZE):
↗ https://www.zeitgemaess-entwurmen.de
Deutsches Kuratorium für Therapeutisches Reiten e. V.:
↗ https://www.dkthr.de/therapeutisches-reiten
Einfache Bastelanleitung Steckenpferd:
↗ https://balloonas.com/steckenpferd-basteln-kindergeburtstag
Flechtanleitung für ein Pferdehalfter:
↗ https://www.youtube.com/watch?v=IX7ZSwWjBvM
Kinder-DIY-Trends, Hufeisen-Traumfänger basteln:
↗ https://kinder-diy-trends.com/diy-hufeisen-traumfaenger
Nähanleitung Steckenpferd: ↗ https://naeh-doch-selber.de/blog-anleitungen-ideen/hobby-horse-das-suesse-kleine-steckenpferd

Spiele

„Chick Life Cycle Exploration Set". Learning Resources.
„Doppel Hoppel Hasenfreunde – Tolles Spiel für die ganze Familie". Starnberger Spiele.
„Expedition Natur – 50 heimische Schmetterlinge". Moses Naturquiz. Von Kessel, C. „Flügelschlag, Kennerspiel des Jahres 2019". Feuerland Spiele. Hargrave, E.
„Heckmeck am Bratwurmeck". Zoch Würfelspiel. Knizia, R.
„Hunde-Bingo mit 75 Hunderassen". DiPrint.
„Hunde und ihre Welpen". Laurence King Verlag. George, M. & Aguado, E.
„Puglicious". Mattel Games.
„Spielblock Pferde. Gesellschaftsspiel Stadt Land Fluss – Pferdespecial". Pferdeliebe.
„Voll Schaf". Rotta, F. Huch & Friends Familienspiel.
„Zicke Zacke Hühnerkacke". Zoch Gedächtnis- und Geschicklichkeitsspiel. Zoch, K.

Über die Autorinnen

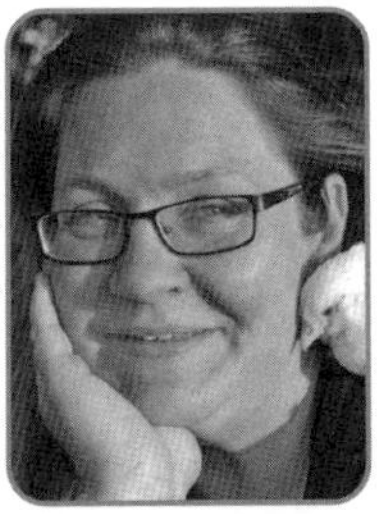

Melanie Liese-Evers

Melanie Liese-Evers arbeitet als Literaturwissenschaftlerin und pädagogische Fachkraft mit Grundschülern und hochbegabten Kindern und Jugendlichen. Sie ist zertifizierte Fachkraft für tiergestützte Interventionen.

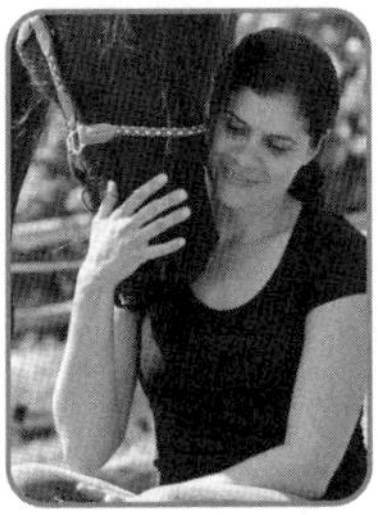

Meike Heier

Meike Heier arbeitet seit mehr als 20 Jahren in der Kinder- und Jugendhilfe. Sie ist Diplom-Psychologin und zertifizierte Fachkraft für tiergestützte Interventionen.